Gesund durch die Urkraft der Natur

Sanddorn

Ein Portrait

- Abschürfungen
- Abwehrschwäche
- Abszesse
- Akne
- Antriebsschwäche
- Aphten
- Arteriosklerose
- Asthma
- Ausfluss
- Bronchitis
- Brustdrüsenentzündung
- Druckstellen
- Ekzeme
- Erfrierungen
- Erkältungen
- Gerstenkorn
- Gynäkologische Erkrankungen
- Hautpflege
- Herpes
- Juckreiz
- Magenschleimhautentzündungen
- Magengeschwür
- Mundschleimhautentzündungen
- Mund- und Rachenpflege
- Neurodermitis
- Säuglingspflege
- Nachsorge bei Strahlentherapie
- Verbrennungen
- Wundliegen
- Zahnfleischentzündungen

Dr. Wolfgang Windmann

Gesund durch die Urkraft der Natur

Sanddorn

Ein Portrait

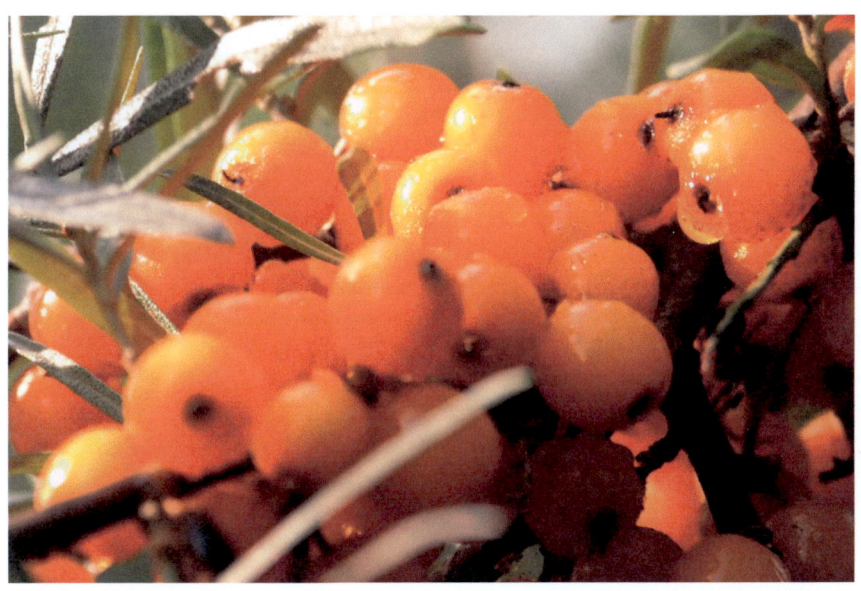

BoD, Norderstedt 2019

Anschrift des Verfassers:

Dr. rer. nat. Wolfgang B. Windmann
Mendelssohnstraße 8
D-26810 Ihrhove

Hinweis

Gebrauchsnamen, Handelsnamen, Warenbezeichnungen und dergleichen sind nicht durchgehend gekennzeichnet. Die fehlende Kennzeichnung berechtigt jedoch nicht zu der Annahme, dass es sich um freie Warennamen handelt, die von jedermann verwendet werden dürfen.

Bibliografische Information der Deutschen Nationalbibliothek: Die Deutsche Nationalbibliothek verzeichnet diese Publikation in der Deutschen Nationalbibliografie; detaillierte bibliografische Daten sind im Internet über dnb.dnb.de abrufbar.

Herstellung und Verlag: BoD – Books on Demand, Norderstedt

Umschlagsgestaltung und Layout:
Thomas Hägele, Unterreichenbach

Printed in Germany

ISBN: 9783749422531

Inhaltsverzeichnis

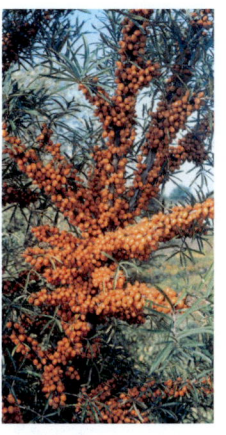

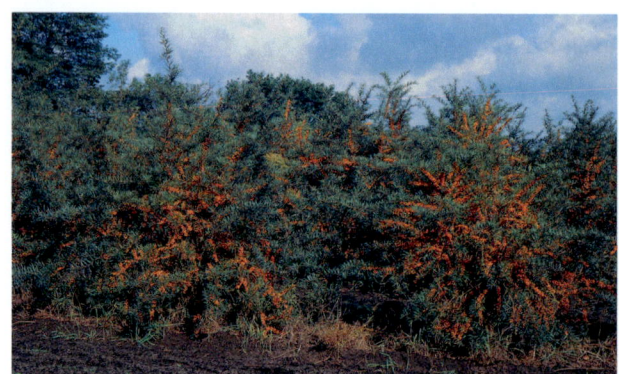

Vorwort

Die Volksmedizin kennt eine Vielzahl an Naturstoffen, die seit Menschengedenken in allen Kulturen zur Behandlung verschiedener Leiden und Befindlichkeitsstörungen angewendet werden. Die meisten dieser Naturstoffe stammen aus dem Lebensraum des jeweiligen Kulturkreises und die Menge der zur Verfügung stehenden Kräuter und Mineralien sind bestimmt durch klimatischen und geographischen Gegebenheiten. Über alle Zeiten gab es auch einen regen Handel mit Heilkräutern, durch politische Verwerfungen und die sich daraus ergebende schlechter Verfügbarkeit gerieten viele Stoffe wieder in Vergessenheit. Manchmal - wie auch im Falle des Sanddorns - war es auch die Entdeckung synthetischer Stoffe, die die Anwendung schwierig zu handhabender Kräuter oder Pflanzen zurückdrängte. Wer schon einmal einen Dorn des Sanddorns im Finger hatte, weiß, was gemeint ist.

In den letzten 2 Jahrzehnten ist jedoch ein Trend zurück zu den ursprünglichen Ernährungs- und Therapieformen zu beobachten. Dieser Trend hat zum Teil den Boden rationaler Fakten verlassen und nimmt in seinen Auswüchsen oft ideologische, wenn nicht sogar naturreligiöse Züge an. Es muss dem geneigten Leser in Erinnerung gerufen werden, dass die Natur - und nicht der Mensch - die größten Kräfte entfaltet, sei es zu unserem Nutzen, sei es aber auch zu unserem Schaden. Dieses sehr empfindliche Gleichgewicht, diese Gratwanderung, sollte nie vergessen werden, vor allem nicht von jenen Lesern, die der modernen Medizin, die in aller Regel mit Begriffen wie Hochtechnologie, künstlicher Lebenserhaltung und anderen eher negativ besetzten Schlagworten arbeitet, sehr kritisch gegenüberstehen. Aus diesem Gefühl des Ausgeliefertseins an die moderne Medizintechnik erfolgte in den letzten Jahren eine Rückbesinnung auf die Methoden der älteren Generationen, deren arzneiliches Wissen ein Erfahrungsschatz von großer Dimension ist und auf seine Wiederentdeckung wartet. Nicht alle Methoden, die früher wegen fehlender Kenntnisse über naturwissenschaftliche und medizinische Zusammenhänge üblich waren, haben heute noch eine Daseinsberechtigung. Allerdings wird die in Schulmedizinerkreisen oft anzutreffende ablehnende Haltung gegenüber naturheilkundlichen Therapieformen den Möglichkeiten, die in diesen Sondertherapieformen stecken, wenig gerecht. Die kategorische Bejahung derselben getreu dem Motto: „Alles aus der Natur ist gut und unschädlich" jedoch ebensowenig, denn die stärksten Gifte beschert uns nicht die chemische Industrie, sondern immer noch die Natur![1]

Es gilt hier zu klar zu differenzieren und auch sachliche Aufklärungsarbeit zu leisten, damit der Arzneischatz Westeuropas um die wertvollen und sinnvollen Bestandteile anderer Kulturen bereichert wird. Im Falle des Sanddorns ist dies ein eher einfaches Unterfangen, denn der Sanddorn ist hierzulande kein Unbekannter, lag etwas im Dornröschenschlaf und erlebt seit einigen Jahren eine Renaissance[2] und gilt neuerdings als „Trendpflanze". Ich wünsche mir, daß der Sanddorn den Platz im Volks-Arzneischatz einnimmt, der ihm gebührt, denn seine Fähigkeiten sind außerordentlich und vielseitig.

Ihrhove, im Frühjahr 2019

Dr. Wolfgang Windmann

---

[1] vgl. Theophrast v. Hohenheim: Vom Licht der Natur und des Geistes: „Der das Gift verachtet, der weiß um das nit, das im Gift ist. Denn das Arcanum, das im Gift ist, ist gesegnet dermaßen, das ihm das Gift nichts nimmt noch schad´t. Alle Dinge sind Gift, und nichts ist ohn Gift. Allein die Dosis macht, das ein Ding kein Gift ist."

[2] vgl. Berliner Zeitung Nr. 237/2018 S. 16 „Die Zitrone des Ostens"

Bereits 1998 entstand ein umfangreiches Buchmanuskript zum Thema Sanddorn parallel zum Buch „Mumijo – 2000 Jahre Heilerfolge aus den Hochgebirgen Asiens". Bis 1998 gab es in der deutschsprachigen Ratgeberlandschaft nur wenige Veröffentlichungen zum Thema Sanddorn. Die meisten waren historisch, erschienen in den 50er Jahren oder früher. Daneben gab und gibt es auch heute noch sehr viele wissenschaftliche Veröffentlichungen in Fachzeitschriften. Aus Zeitgründen und auch aufgrund des Erscheinens des Buches „Sanddorn" von Sylvia Luetjohann im Jahre 1999 wurde die Arbeit am Sanddornbuch vorerst eingestellt. Von dem vorab bereits einigen Sanddorn-Interessierten zugänglich gemachten Rohmanuskript kursieren immer noch einige

„ Mumijo-
2000 Jahre
Heilerfolge aus
den Hochgebirgen
Asiens".

Exemplare, die z.T. mit Tippfehlern ins Internet gestellt wurden. Da die Ratgeberlandschaft sich durch fehlende Neuauflagen in den letzten Jahren wieder etwas ausgedünnt hat, will dieses Büchlein seinen Beitrag dazu leisten, dem am Sanddorn interessierten Leser Material an die Hand zu geben.

Das Buch geht ganz bewusst von verschiedenen Seiten an die Thematik heran:
Der erste Teil beschäftigt sich mehr mit der Botanik der Pflanze, den Inhaltsstoffen, den sich hinter volksmedizinischen Anwendungen verbergenden Wirkprinzipien, sofern diese bekannt sind, und mit der Chemie der Inhaltsstoffe.
Dieses Buch ist aber kein wissenschaftliches Werk. Der Leser erhält eine Übersicht über die Komponenten des Sanddorns, denn der Sanddorn ist eine gut untersuchte Heilpflanze mit großen therapeutischen Möglichkeiten und kein „Schnickschnack"-Produkt, von denen es in unserem

Gesundheitsbereich leider mehr als genug gibt.

Sollte die Anwendung als Heilmittel im Vordergrund stehen, können die ersten Kapitel ohne weiteres übersprungen werden, ohne das der Gesamteindruck dabei verloren geht. Der zweite Teil beschäftigt sich mit dem Nutzen des Sanddorns. Von den Befindlichkeitsstörungen und behandelbaren Krankheiten von A-Z bis zur Verwendung als Kosmetikum wird der mehr praxisorientierte Leser seine gewünschte Information entnehmen können.

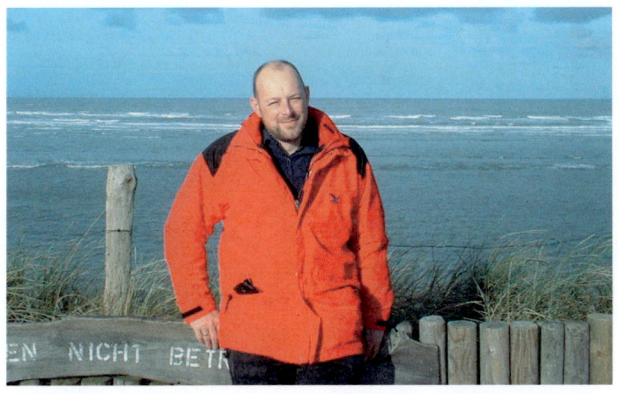

*Der Autor
Dr. Wolfgang
Windmann.*

Zum Autor

Dr. Wolfgang Windmann studierte Pharmazie an der Universität Kiel, wo er auch sein Apothekerexamen ablegte. Es folgte eine dreijährige wissenschaftliche Tätigkeit an der Universität Würzburg, die mit der Promotion zum Doktor der Naturwissenschaften zu einem Thema aus der analytischen Chemie abgeschlossen wurde.

Der Autor betrieb danach 22 Jahre lang eine Apotheke und parallel einen spezialisierten pharmazeutischen Herstellungsbetrieb für Naturprodukte in Ihrhove/Ostfriesland, dessen Inhaber er heute noch ist.

13

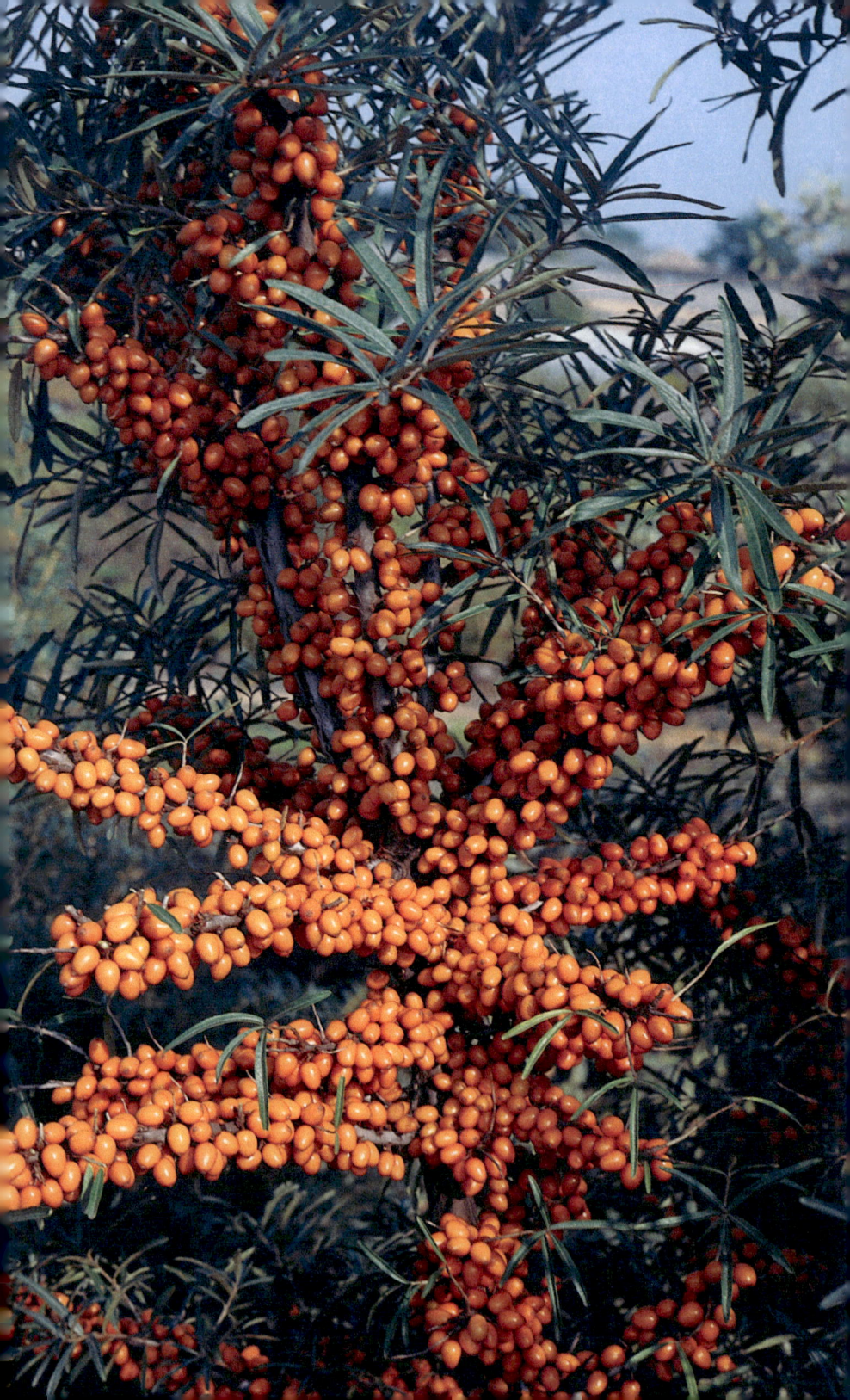

Teil 1

Sanddorn- ein kurzer Exkurs in die Geschichte

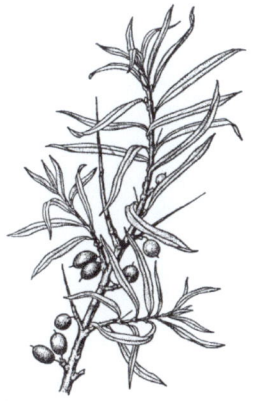

Der Sanddorn ist eine Pflanze, die sich schon in den ältesten europäischen Kräuterbüchern unter verschiedenen volkstümlichen Namen findet. Das erste gedruckte Kräuterbuch erschien 1483, davor gab es nur Handschriften mit handkolorierten Zeichnungen, die teilweise stark künstlerisch überformt waren und mit der wirklichen Erscheinung der Pflanze wenig zu tun hatten.

Die erste Darstellung des Sanddorns in Europa läßt sich datieren auf die Zeit zwischen 1400 und 1425. Der Codex bellunensis zeigt auf 136 Blättern Abbildungen von einigen hundert Arznei- und Nutzpflanzen, unter anderem auch eine Abbildung des Sanddorns. Diese Handschrift befindet sich heute in der Handschriftensammlung des British Museum in London.

Die verschiedenen volkstümlichen Bezeichnungen führten in der dem Mittelalter folgenden Zeit zu einer sehr bunten Namensgebung; erst im 16. Jahrhundert begannen die Botaniker mit dem Versuch der Systematisierung der Pflanzenwelt. Der Schweizer Caspar Bauhin (1560-1624) kodifizierte Pflanzen, indem er ihnen zur Unterscheidung zwei lateinische Namen gab, einen Gattungs- und einen Artnamen. Die Namensgebung richtete sich nach den unterschiedlichen Blütenmerkmalen. Diese Nomenklatur ist bis heute üblich, richtet sich aber nicht mehr ausschließlich nach Blütenmerkmalen. In der Fachwelt wird der wegweisende Schritt der Systematisierung, die als binäre Nomenklatur bezeichnet wird, dem bekannten Botaniker Carl von Linné zugeordnet, was historisch aber nicht korrekt ist.

Der schwedische Arzt und Botaniker Linné (1707-1778) hat, aufbauend auf den Ideen Bauhins, dieses Werk fortgesetzt

Der Sanddorn ist eine ganz alte Heilpflanze, die in Europas Kräuterbüchern um 1400 zuerst erwähnt und gezeichnet wurde.

15

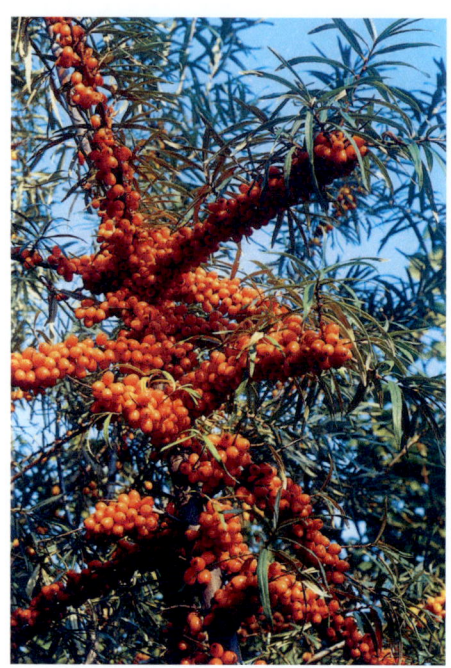

Sanddornstrauch auf Spiekeroog.

Der Sanddorn hat seinen lateinischen Namen durch den schwedischen Arzt und Botaniker Carl v. Linné erhalten.

und auf die ganze damals bekannte Pflanzenwelt ausgedehnt. Linnés großes Verdienst ist die Systematisierung unter wissenschaftlichen Gesichtspunkten. Seine Bekanntheit verdankt er seinem universalen Schaffen und auch der Tatsache, dass er zu seiner Zeit ein sehr gefragter Gartenarchitekt war, dessen unvergleichliche Gartenanlagen heute noch vielen Schlössern und Herrenhäusern ihr Gesicht verleihen und im Rang eines Gesamtkunstwerkes stehen.

Linné gab dem Sanddorn den lateinischen Namen „Hippophae rhamnoides". Um diesen Namen gibt es bis heute Unklarheiten und Ungereimtheiten. „Hippo" bedeutet „Pferd", „phae" kann sich ableiten von „Pheos", dem „Stacheligen Wiesenkopf". „Phae" kann sich aber auch ableiten von „phos", was leuchtend bedeutet und auf die die leuchtend- orangefarbigen Früchte des Sanddorns anspielt. Es kann aber auch hinweisen auf die Eigenschaft des Sanddorns, bei Zufütterung dem Fell von Pferden einen seidigen Glanz zu geben.

Die Bezeichnung „Hippophae" hat sich in den letzten 200 Jahren durchgesetzt. „Rhamnoides" ordnet die Pflanze den Kreuzdorngewächsen zu, die Endung „-oides" relativiert die Zugehörigkeit, denn diese Endung bedeutet „ähnlich".

Man könnte die lateinisch-griechische Namensgebung mit „Leuchtender Pferdedorn" übersetzen.

In moderneren Schriften findet man zum Thema Sanddorn immer wieder Hinweise auf die Schriften des griechischen Arztes Dioskurides, dessen fünfbändige Arzneimittellehre aus dem ersten nachchristlichen Jahrhundert die abendländische Medizin bis ins 16. Jahrhundert prägte. Hier wird eine Pflanze Hippophaes genannt, die dazugehörige Abbildung des dioskuridischen Sanddorns im Codex Julianae Aniciae, einer illustrierten Handschrift des dioskuridischen Kräuterbuches, ist jedoch mit dem uns bekannten Sanddorn nicht identisch, sondern zeigt ein Wolfsmilch-Gewächs.

Unter diesen Namen ist der Sanddorn im deutschsprachigen Raum auch bekannt:

- Audorn, Beyendoorn, Düündoorn, Durn, Doornbusk, Fasanbeere
- Füürdoorn, Griesbeer, Korallenbeere, Kreuzbeer strauch, Orangenbeerstrauch
- Weidenblättriger Stechdorn, Rheindorn, Roode, Sandbeere, Sandweide, Seedorn
- Wehdorn, Wiehdorn, Weidendorn

Botanik und Ökologie einer interessanten Pflanze

Sanddorn, ein sommergrüner, bis 9 m hoher dorniger Strauch mit weidenähnlichen Blättern.

Der Sanddorn ist ein sommergrüner, bis 9 m hoher dorniger Strauch mit weidenähnlichen Blättern und weithin kriechenden Wurzelausläufern. Er gehört zur Familie der Ölweidengewächse (Elaeagnaceae), einer kleinen, in der Pflanzengruppe der Myrtales recht isolierten Pflanzenfamilie mit 3 Gattungen und etwa 50 Spezies. Der Sanddorn selbst ist noch einmal unterteilt in 6 Spezies und 7-9 Subspezies, deren Hauptverbreitungsgebiete heute in den Staatsgebieten der Volksrepublik China und Russlands liegen.

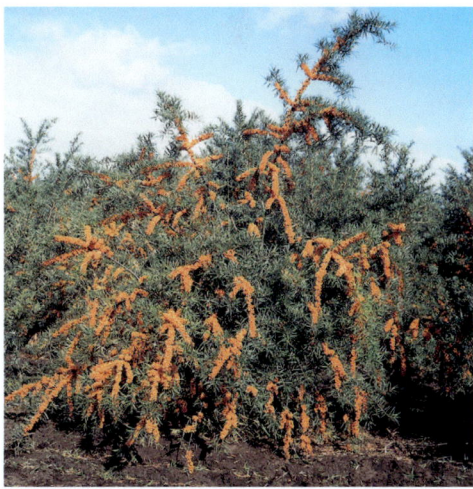

Sanddorn-Art	Zahl der Unterarten
Hippophae rhamnoides L.	ca. 5
Hippophae goniocarpa	ca. 2
Hippophae gyantensis	keine
Hippophae neurocarpa	ca. 2
Hippophae tibetana	keine
Hippophae salicifolia	keine

Tabelle 1:
Spezies und
Varietäten von
Sanddorn (nach
Aizetmüller und Xin)

Tabelle 1 gibt eine Übersicht über die verschiedenen Hippophae-Spezies und ihre Unterarten.

Der Hauptvertreter, Hippophae rhamnoides L., zeigt sowohl in der Ost-West-Verbreitung als auch in Bezug auf die Höhenlagen sehr große Variabilität. Man findet Sanddorn in Europa an den Küstensäumen der Nord- und Ostsee und an den Flusssäumen naturnaher Flüsse in den Alpen. Ein Hauptverbreitungsgebiet liegt nördlich des Himalaja in Zentralsibirien, Kasachstan, Usbekistan und Kirgisien. Man findet ihn von Meereshöhe bis auf 5200 m Höhe, dort allerdings nur die Zwergform Hippophae tibetana; Hippophae rhamnoides wächst nur bis in einer Höhe von etwa 4000 m. Ein weiteres Hauptverbreitungsgebiet liegt südlich des Himalaja im Nord-

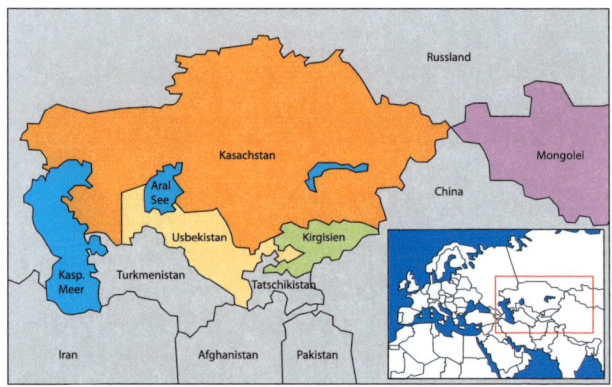

Das Haupt-
verbreitungsgebiet
liegt in Kirgisien
sowie südlich des
Himalaja in China
und der Mongolei.

osten Chinas und in der Mongolei. Besonders in der VR China gibt es mittlerweile viele verschiedene interessante Zuchtsorten, z.B. dornenlose Arten, was die Handhabe erheblich erleichtert.

Seit den 20er Jahren des letzten Jahrhunderts hat der Sanddorn aufgrund der Vielzahl seiner Inhaltsstoffe und der therapeutischen Möglichkeiten, die mit ihm verbunden sind, an Bedeutung gewonnen. Ab Mitte der 30er Jahre wurde in der ehemaligen UdSSR bereits mit gezielten Selektionsversuchen

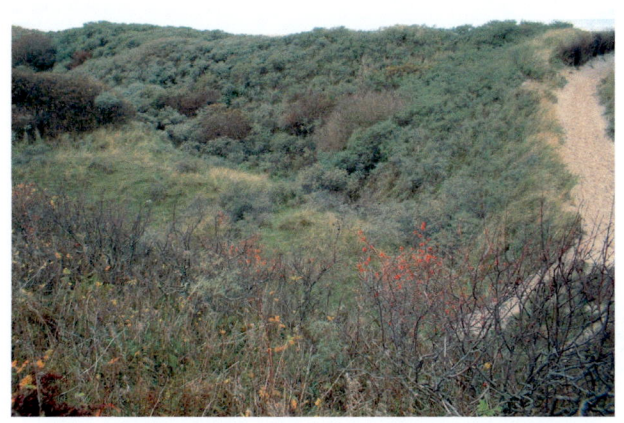

Eine komplett mit Sanddorn bewachsene Düne auf Spiekeroog.

der Grundstein zur Züchtung neuer Sorten gelegt; basierend auf diesen Arbeiten erfolgten nach dem Krieg die Züchtungsversuche in der ehemaligen DDR, die noch heute gängige Sorten hervorbrachten. Besonders in China gibt es aber noch ganz andere Interessen an der Pflanze, die mit ihrem Wuchs zu tun haben. Sanddorn stellt extrem wenig Ansprüche an den Boden und wächst auf Sand, Kies und Geröll, weshalb man ihn auch als „Pionierpflanze" bezeichnet. Im Dünensaum der Nordseeinseln oder auf den Kiesbänken der Flusslandschaften findet er ideale Bedingungen. Der Nährstoffmangel des Bodens, insbesondere der Stickstoffmangel, wird von der Pflanze sehr geschickt kompensiert, indem die Pflanze an ihren Wurzeln knollenähnliche Verdickungen bildet, wie man sie von den Lupinen kennt. Der Sanddorn lebt in Symbiose mit dem Strahlenpilz Actinomyces. In dieser Gemeinschaft kann der Stickstoff der Luft in eine für die Pflanze verwertbare Form umgesetzt werden. Daneben wird in dieser Symbiose auch Vitamin B12 produziert, was im Pflanzenreich eher ungewöhnlich ist.

Nährstoffarme Böden und extreme Sonneneinstrahlung sind für das Wachstum des Sanddorn ideal.

19

Die Sanddornbeere

Der Sanddorn ist eine zweihäusige Pflanze. Das bedeutet, dass sich männliche und weibliche Blüten auf verschiedenen Pflanzen befinden. Nur die weiblichen Pflanzen bringen die leuchtend rot-orangen Früchte hervor. Die männlichen Pflanzen sind von eher unauffälliger Erscheinung mit schmucklosen Blüten, die Befruchtung der weiblichen Blüten erfolgt nahezu ausschließlich durch Windbestäubung. Die Blütezeit beträgt 10 Tage und ist, abhängig von der Temperatur, Ende April/Anfang Mai.

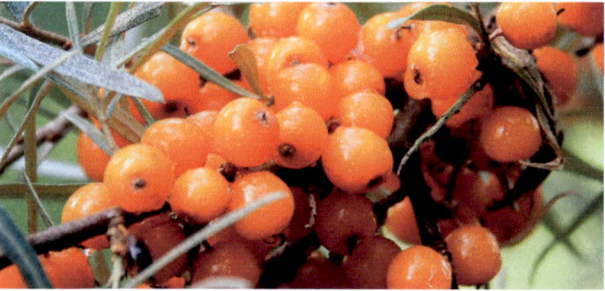

Nur die weiblichen Pflanzen tragen die schönen Orangerot leuchtenden Früchte.

Die Frucht wird botanisch korrekt als Scheinfrucht bezeichnet. Je nach klimatischen Bedingungen sind die eng am Stängel anliegenden Sanddornbeeren etwa Ende August bis Anfang Oktober reif und können geerntet werden, was sich aufgrund der sperrigen Verzweigungen der dornenbewehrten Äste oft als ein mühsames Unterfangen erweist. In Plantagen schneiden Erntemaschinen ganze fruchttragende Zweige ab, die später aufgearbeitet werden. Die Ernte von verstreuten Wildbeständen erfolgt oft nach dem ersten Frost, bei dem sich die Frucht vom Stengel löst. Anschließend wird der ganze Strauch geschüttelt und die herunterfallenden Früchte auf vorher untergelegten großflächigen Tüchern gesammelt.

Die Ernte der Früchte ist sehr mühsam.

Sanddorn als Ökologiefaktor

Im alpinen Europa ist der Sanddorn selten geworden, in der Schweiz und in Österreich ist er bereits geschützt. Einzige Bedingung für die Besiedlung eines Areals durch den Sanddorn ist eine hohe Sonneneinstrahlung. Wilhelm

Pelikan, Pionier des Sanddorns, formulierte es in seiner Heilpflanzenkunde sehr treffend: „Der Sanddorn braucht ein Maximum an Licht, aber ein Nichts an Boden." Er verträgt größte Hitze, übersteht aber auch längere Kälte- und Trockenperioden recht problemlos. Diese Eigenschaften prädestinieren den Sanddorn, in Wüsten und wüstenähnlichen Regionen die Versteppung aufzuhalten und der Bodenerosion entgegenzuwirken, in dem er den Boden hält und Wasser- und Nährstoffreserven konserviert. In der VR China hat man die Möglichkeiten des Sanddorns sehr genau erkannt. Etwa ein Drittel der Fläche der Volksrepublik ist von der Bodenerosion bedroht, und so ist das Interesse an einer Pflanze, die der Bodenerosion entgegenwirkt, nur allzu verständlich. Die Aufforstungsrate betrug im Jahre 1997 ca. 100.000 Hektar, die Aussaat wurde zum Teil per Flugzeug vorgenommen. In den letzten Jahren haben die Chinesen nennenswerte Beiträge zur Kultivierung und der Züchtung neuer Sorten geleistet, der Schwerpunkt ihrer Forschung liegt jedoch nicht so sehr im Bereich der Beerengewinnung, sondern der Standortoptimierung.

Das gesamte Sanddornvorkommen wurde in China 1997 mit 1,4 Mio Hektar ermittelt. Diese Fläche entspricht 14.000 Quadratkilometern und dürfte nur noch in den Staaten der ehemaligen Sowjetunion übertroffen werden. Im Verhältnis dazu sind die europäischen Vorkommen eher als marginal zu bezeichnen. Das Vordringen des Sanddorns nach Westen im Zuge der Weichsel- und Würmeiszeit ist eine logische Konsequenz der für den Sanddorn guten Bedingungen in baumfreien Urstromtälern mit geröllreichen Gletscherflüssen, deren unterschiedlicher Wasserstand von den meisten Pflanzen nicht vertragen wird. Der zunehmende Nährstoffreichtum der europäischen Böden hat den Sanddorn dann an die Küsten und ins Hochgebirge zurückgedrängt, wo man ihn heute noch findet.

Das Hauptanbaugebiet in Deutschland liegt in Brandenburg und Mecklenburg.

In Chinas Wüstenregionen wird der Sanddorn wegen seiner Anspruchslosigkeit in großem Stil zur Verhinderung der Bodenerosion ausgesät.

Der Sanddorn im eigenen Garten

Will man den Sanddorn im eigenen Garten pflanzen, gilt es, einige Grundregeln zu beherzigen. Zuerst sollte man sich den sonnigsten Standort aussuchen. Der Sanddorn gedeiht nicht unter schattenspendenden Laubbäumen. In der Natur weicht der Sanddorn aus auf Standorte, in die anspruchsvollere Pflanzen ihm nicht zu folgen vermögen. Die Anzucht aus Samen gestaltet sich schwierig, weil nur die Sanddornkerne gepflanzt werden dürfen, denn in der Fruchtschale sind wachstumshemmende Substanzen enthalten. Diese haben den Sinn, eine vorzeitige Keimung im Herbst zu verhindern, denn zur Keimung über einen bestimmten Zeitraum muss eine höhere Durchschnittstemperatur gewährleistet sein. Will man trotzdem aus den Kernen Keimlinge erhalten, empfiehlt es sich, die Früchte auszudrücken und die Kerne zu waschen. Die Keimhemmung nimmt zum Frühjahr hin ab. Man kann die ersten Keimlinge ziehen, indem man sie im zeitigen Frühjahr bei ca. 25°C im Frühbeet oder an einem warmen, sonnigen Ort auf sandigem Boden bei leichter Feuchtigkeit aussät. Wesentlich einfacher ist die Vermehrung durch Stecklinge. Man schneidet hierzu einige Äste ab und setzt sie ins Wasser. Es bilden sich recht schnell kleine Wurzeln, beim Aussetzen sollte man jedoch Vorsicht walten lassen, da die Wurzeln sehr empfindlich sind. Weiterer Vorteil dieser Verfahrensweise ist, dass man durch den Schnitt weiß, ob es sich um männliche oder weibliche Pflanzen handelt, denn wenn ein späterer Fruchtertrag gewünscht wird, ist es notwendig, der Zweihäusigkeit Rechnung zu tragen.

Bei der Aufzucht aus den Samen muss man ca. fünf Jahre bis zur ersten Blüte warten, um zu sehen, ob es sich um einen männlichen oder weiblichen Strauch handelt. Will man

Die Vermehrung durch Stecklinge ist einfacher als die Aussat.

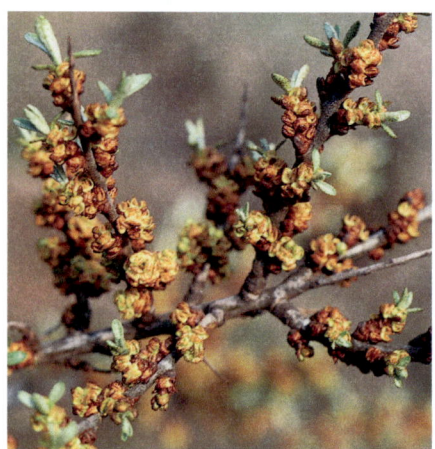

Männliche Blüten des Sanddorn

eine Hecke aus Sanddorn setzen, die ab einer bestimmten Höhe ungebetene Gäste garantiert abhält und Vögeln einen guten Schutz bietet, empfiehlt es sich, die männlichen und weiblichen Pflanzen so zu setzen, das eine Windbestäubung möglich wird, das heißt, die weiblichen Pflanzen sollten idealerweise im Windschatten der männlichen Pflanzen stehen. Der gutsortierte Gartenfachhandel hält mehrere Sorten Sanddorn bereit, die in der ehemaligen DDR gezüchtet wurden. Wenn der Gartenfreund Interesse an weiter gehender Literatur gartenbaulicher Art zum Thema Sanddorn hat, so sei die Lektüre des Buches „Sanddorn" von Dr. G. Darmer, seinerzeit Mitarbeiter des Instituts für Pflanzenzüchtung der Universität Leipzig, wärmstens empfohlen. Es ist zwar nur noch antiquarisch zu erhalten, stellt jedoch die Pionierarbeit schlechthin dar; die systematische Zusammenstellung zum Thema Sanddorn ist bis heute unverändert aktuell.

Eine Sanddorn-Hecke bietet Vögeln Schutz vor Freßfeinden.

In der DDR wurden seinerzeit eine männliche und fünf weibliche Sorten gezüchtet, die den Anforderungen an Gehalt und Reifezeit gerecht wurden. Zum einen sei die spät reifende Leikora mit verhältnismäßig großen Früchten genannt, daneben die Sorten Hergo, Frugana und Dorana mit relativ hohem Vitamin C-Gehalt und die Sorte Askola. Tabelle 2 listet die Sorten mit den dazugehörigen Daten auf. Als männliche Pflanze hat sich die Züchtung Pollmix durchgesetzt.

Tabelle 2: Eigenschaften der heimischen Sanddornsorten (z.T. nach Darmer)

Züchtung	Eigenschaft	Früchte	Erntezeit	Ertrag	Besonderes
Leikora	sehr starkwüchsig, dickastig	sehr groß	spät (Okt.)	hoch	älteste Zuchtsorte
Hergo	starkwüchsig, dünnastig	mittelgroß	mittlere (Sept.)	sehr hoch	
Frugana	steilwüchsig	mittelgroß	früh (Aug.)	hoch	milder Geschmack
Dorana	dickastig	oval, mittelgroß	Aug./Sept.	hoch	überdurchschn. Vit. C-Gehalt
Askola	dickastig	oval, mittelgroß	Aug./Sept.	größter	überdurchschn. Vit. E-Gehalt

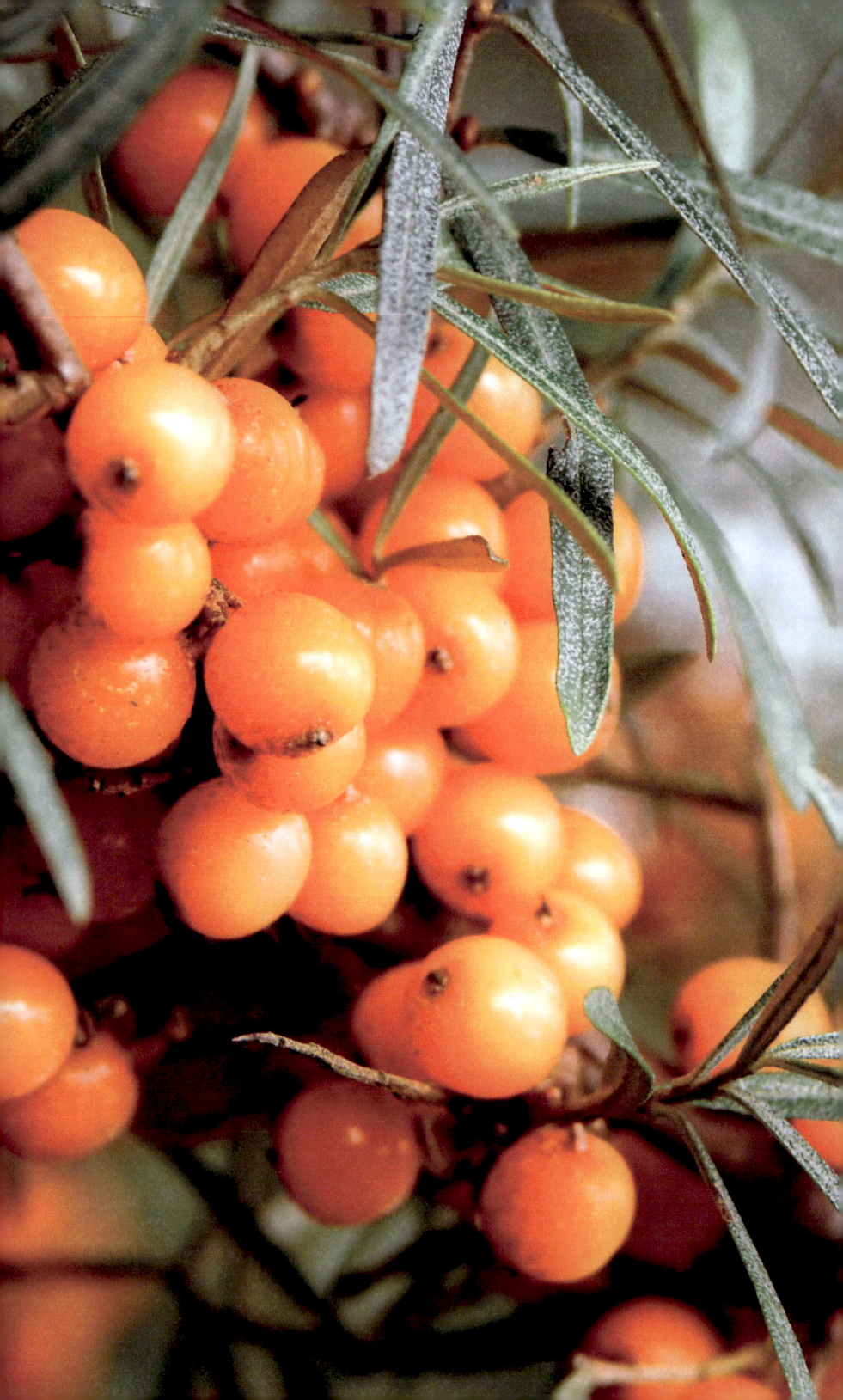

Inhaltsstoffe des Sanddorns

Die biologisch wertvollen Inhaltsstoffe des Sanddorns sind in den Früchten lokalisiert. Das Kraut enthält Gerbstoffe in nennenswerter Menge, spielt aber keine große Rolle mehr. Die Sanddornfrüchte enthalten die Inhaltsstoffe in konzentrierter Form und weisen dabei einige Besonderheiten auf. Die Sanddornbeere besteht aus den Kernen und dem Fruchtfleisch. Das Fruchtfleisch des Sanddorns enthält nach neueren Untersuchungen eine Vielzahl unterschiedlicher chemischer Verbindungen verschiedener Stoffklassen, dazu verschiedene Vitamine, besonders Vitamin C und B sowie Provitamin A (Beta-Carotin), Fruchtzucker, verschiedene Mineralstoffe, Fruchtsäuren und Pflanzenfarbstoffe. Tabelle 3 listet die Inhaltsstoffe auf. Die der Fachliteratur entnommenen Gehalte können wie bei allen Naturprodukten einer mehr oder weniger großen Schwankungsbreite unterworfen sein.

Eine absolute Besonderheit der Sanddornfrucht ist, dass in der Frucht sowohl wasserlösliche als auch fettlösliche Vitamine in hoher Konzentration nebeneinander vorliegen. Dieses wird ermöglicht durch die zwei verschiedenen Phasen in der Frucht: einer wässrigen, dem Sanddornsaft und einer öligen, dem Sanddorn-Fruchtfleischöl und Sanddorn-Kernöl. In den Kernen gibt es ein weiteres Öl, das sich vom Fruchtfleischöl sehr grundsätzlich unterscheidet. Das Sanddorn-Kernöl stellt eine eigene Phase dar, dieses Öl hat ein deutlich anderes Fettsäuremuster mit sehr hohen Anteilen an ungesättigten Fettsäuren.

Tabelle 3:
Inhaltsstoffe der
Sanddornfrucht

Inhaltsstoffe Frucht:	mg/100g Früchte
Provitamin A/Carotinoide	10,9
Vitamin B1 (Thiamin)	0,03
Vitamin B2 (Riboflavin)	0,05
Vitamin B6(Pyridoxin)	0,79
Vitamin C (Ascorbinsäure)	50-1500
Vitamin E (Tocopherol)	8-16
Flavonoide (Vitamin P)	75-100
Niacin (Vitamin PP)	0,36
Biotin (Vitamin H)	0,9-10,9
Vitamin K	0,9-1,2
Folsäure	0,79
Öl	2500
Fruchtzucker	5000
Organische Säuren	2000
Proteine	900
Wasser und Trockensubstanz	ca. 90000

Herkunft	Vitamin-C-Gehalt mg/100g Frischfrucht
Russische Sorten	50-125
DDR-Sorten	150-650
Alpine Sorten	450-1500

Tabelle 4:
Vitamin-C-Gehalte in
Abhängigkeit von der
Sortenherkunft

Der Vitamin-C-Gehalt schwankt stark, er ist abhängig von der Sortenherkunft und damit vom Züchtungsschwerpunkt. Tabelle 4 listet exemplarisch die Vitamin-C-Gehalte auf.

Die Aufarbeitung der Sanddornbeeren

Die Ernte der Wildbestände erfolgt im Herbst in Handarbeit, die Aufarbeitung erfolgt meistens vor Ort mit einfachen Methoden. Bei der großtechnischen Extraktion im Tonnen-Bereich hat sich nach Kenntnis des Autors die Extraktion mit Kohlendioxid, das unter hohem Druck steht, durchgesetzt. Dieses ist eines der schonendsten Extraktionsverfahren, das besonders aus dem Bereich der Kaffeebranche zur Entkoffeinierung bekannt ist und rückstandslosen Auszug des Pflanzenmaterials erlaubt. Schematisch kann man die Aufarbeitungsschritte der Sanddornbeeren nach der Ernte wie in der Abbildung 1 vereinfacht darstellen.

Je nach Verwendungszweck geht man unterschiedlich vor. Steht die Saftgewinnung im Vordergrund, reicht die einfache mechanische Pressung als erster Schritt, für die Ölgewinnung erfolgt zuerst die mechanische Abtrennung der Kerne vom Fruchtfleisch, indem man die Beeren verreibt.

Sanddorn-Plantage
in Fredersdorf

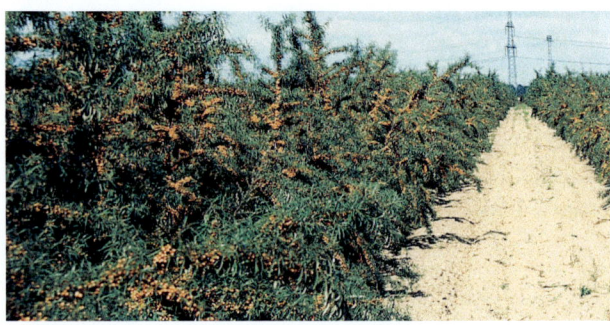

Anschließend wird durch Zentrifugieren das Öl vom Saft getrennt.

Sofern eine Abtrennung der Schleimstoffe erwünscht wird, kann das Öl einfach mit warmen Wasser gewaschen werden, die Schleime lösen sich darin und können so herausgezogen werden. Für bestimmte Anwendungen im medizinischen Bereich kann es wünschenswert sein, die Öle in ihrer Farbintensität zu mindern, ohne dass die wertgebenden Komponenten (mit Ausnahme der farbgebenden Carotinoide) nennenswert abnehmen. Es erfolgt die Bindung z. B. an Tonmineralien, was zu einer Bleichung führt. Für kosmetische Anwendungen wird empfohlen, entschleimtes, aber nicht entfärbtes Sanddornöl einzusetzen, da Geruch und Farbe entscheidende Faktoren des Produktcharakters sind.

Die hohe Farbintensität kann durch Bleichung gemindert werden.

Herkunft	Frische Beeren Öl in % v. Gewicht	Getrocknete Beeren Öl in % v. Gewicht
Beeren allgemein	2-7	25
Aus Pamir-Gebirge	16	35
Aus Altai-Gebirge	25	50
Aus Brandenburg	2	26
Aus Ungarn	12	30

Tabelle 5: Ölgehalte in Abhängigkeit von der Herkunft

Tabelle 5 zeigt in der Übersicht die ermittelten Ölgehalte von Sanddornbeeren verschiedener Herkunftsgebiete. Deutlich zu sehen ist der Züchtungsschwerpunkt in Abhängigkeit von der gewünschten Ausbeute. Während in Deutschland die Saftproduktion im Vordergrund steht und das Öl eher störend ist, liegt das Augenmerk in Osteuropa und Asien mehr auf einer hohen Ölausbeute. Diese Ölausbeute ist auch noch abhängig von der Höhe und dem Erntezeitpunkt.

In Europa liegt das Hauptaugenmerk auf der Saftgewinnung, in Asien auf der Ölgewinnung.

Der bei der Pressung zurückbleibende Trester stellt eine wichtige und ergiebige Quelle an weiteren Inhaltsstoffen dar, ein erheblicher Teil des Öles verbleibt bei der Auspressung im Rückstand. Er wird als Sanddorn-Fruchtpulver zur Nahrungsergänzung verwendet.

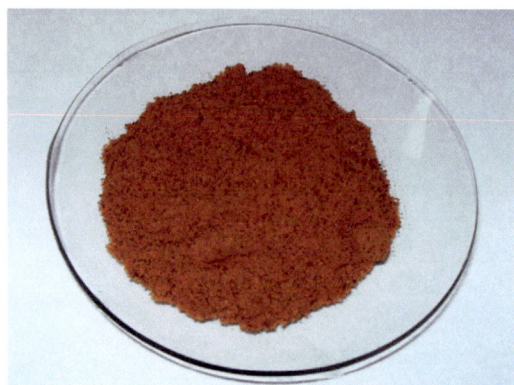

*Fein gemahle-
nes Sanddorn-
fruchtpulver.*

An dieser Stelle sei auf eine Begriffsvermischung beim Sanddornfruchtpulver hingewiesen. Es gibt im Handel unter dem Namen „Sanddorn-Fruchtpulver" oben genanntes Tresterpulver, es gibt aber auch Sanddorn-Fruchtpulver, die hochwertiger sind und noch den vollen Vitamin C-Gehalt haben. Diese Pulver werden ohne vorherige Saftwinnung hergestellt. Es sind keine Trester-Pulver, sondern im Prinzip „Trockenobst". Den Früchten wird schonend das Wasser entzogen, der volle Vitamingehalt sowohl des Saftes als auch des Öls bleiben erhalten. Diese Fruchtpulver werden anschließend gemahlen und abgefüllt. Da dieses Verfahren recht aufwendig ist, sind die echten Fruchtpulver preislich auch in der Regel deutlich teurer. Die Hersteller werden aber auf die hochwertige Qualität hinweisen.

*Das Sanddorn-
fruchtpulver ist
ein sehr wertvoller
Vitaminträger.
Achten sie auf die
angebotene Qualität!*

Das Tresterpulver kann man anschließend einer weiteren Extraktion unterwerfen, um Öl zu gewinnen. Im einfachsten Falle zieht man den Trester mit Sonnenblumenöl aus, es ergeben sich dann noch respektable Qualitäten für den Hausgebrauch. Industriell geht man wie oben beschrieben vor, der Einsatz von organischen Lösungsmittel wie Hexan, Chloroform oder fluorierten Kohlenwasserstoffen ist heute nicht mehr üblich und zum Teil sogar verboten.

Der danach noch zurückbleibende Rest wird in den Herstellerländern oft als Viehfutter verwendet, da die Inhaltsstoffe zum größten Teil entzogen wurden.

TIPP:

Fragen Sie im Handel danach, ob es sich um echtes Sanddornfruchtpulver handelt oder lediglich um Tresterpulver!

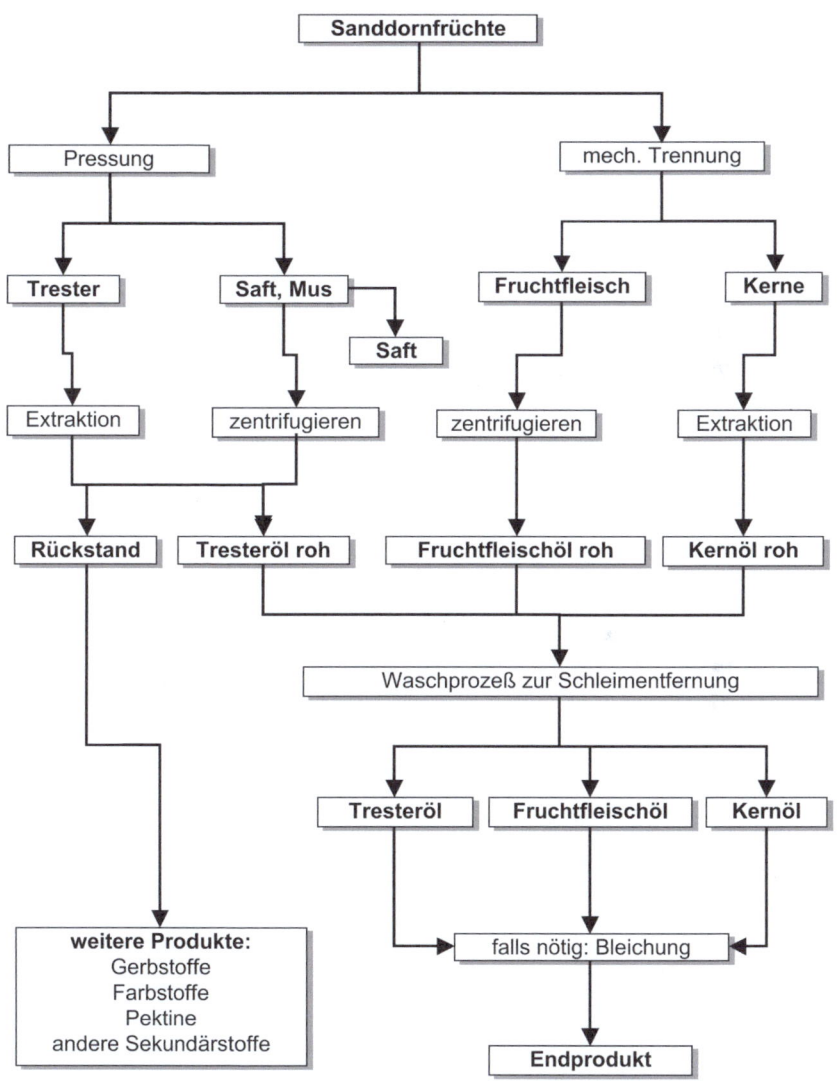

Die Verarbeitung von Sanddornfrüchten

Sanddornfrüchte

Pressung — mech. Trennung

Trester — **Saft, Mus** — **Fruchtfleisch** — **Kerne**

Saft

Extraktion — zentrifugieren — zentrifugieren — Extraktion

Rückstand — **Tresteröl roh** — **Fruchtfleischöl roh** — **Kernöl roh**

Waschprozeß zur Schleimentfernung

Tresteröl — **Fruchtfleischöl** — **Kernöl**

weitere Produkte:
Gerbstoffe
Farbstoffe
Pektine
andere Sekundärstoffe

falls nötig: Bleichung

Endprodukt

Abbildung 1: Schematische Darstellung der Verarbeitung von Sanddornfrüchten

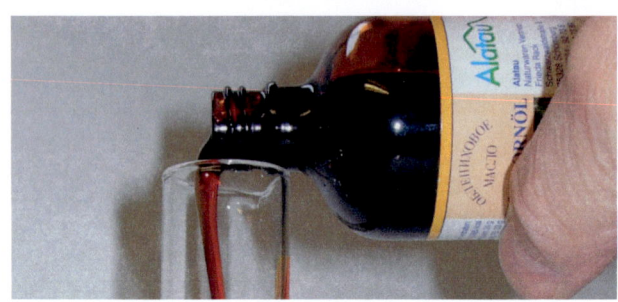

Die unterschiedlichen Öle des Sanddorns

Sanddornöl

Im Grundsatz muss man bei den gebräuchlichen Sanddornölen zwei, besser jedoch drei Arten unterscheiden, die insbesondere in ihren Inhaltsstoffquantitäten ganz unterschiedliche Zusammensetzungen haben:

Sanddornöl gibt es in drei Varianten: Fruchtfleischöl (tiefrot), Kernöl (gelblich) und Tresteröl (rotorange).

Fruchtfleischöl: Die beste Qualität hat das Fruchtfleischöl. Hier wird das Öl ausschließlich aus dem Fruchtfleisch der Sanddornbeere gewonnen. Die Sanddornkerne werden vorher abgetrennt.

Kernöl: Aus den Kernen kann man ebenfalls ein Sanddornöl gewinnen, das besonders interessant ist für die Versorgung mit essenziellen Fettsäuren (früher: Vitamin F). Das Kernöl enthält einen außerordentlich hohen Gehalt an dreifach ungesättigter Linolen-Säure.

Tresteröl: Eine Mittelstellung nimmt das Öl ein, das aus dem Trester der Sanddornsaft-Produktion gewonnen wird. Es stellt eine Mischung aus Fruchtfleisch- und Kernöl dar. Dieses Öl ist sicherlich das universellste Öl, da es die spezifischen Inhaltsstoffe der Kerne ebenso enthält wie die des Fruchtfleisches. Wirtschaftlich wird das Tresteröl aufgrund der begrenzten Ressourcen große wirtschaftliche Bedeutung erlangen, denn es stellt genaugenommen ein Abfallprodukt aus der Saftproduktion dar und bedarf keines exklusiven Anbaues.

Im Sinne der Schonung natürlicher Reserven ist zu über-prüfen, ob nicht die Qualitätsminderung beim Tresteröl im Verhältnis zum Fruchtfleischöl tolerierbar ist.

Tabelle 6 stellt die sensorischen Eigenschaften der drei Sanddornöle einander gegenüber:

	Fruchtfleischöl	Tresteröl	Kernöl
Farbe	orangerot	dunkelrot	gelbrot
Viskosität	relativ dünnflüssig	relativ dünnflüssig	dünnflüssig
Geruch	fruchtig-aromatisch	leicht fruchtig	neutral

Tabelle 6: Eigenschaften der verschiedenen Sanddornöle

Das Öl hat grundsätzlich folgende Zusammensetzung:

Bezeichnung	Gehalt [%]
Freie (Fett-) Säuren	18-25
Fettsäure-Methylether	5-10%
Fette / Öle	65-75%
unverseifbarer Anteil	2,5-4
Sterine / Triterpenolether	1,2-2,2

Tabelle 7: Grundsätzliche Zusammensetzung der Öle

Das Fettsäurespektrum wird in der Fachliteratur wie folgt charakterisiert:

Fettsäure	Ungesättigt	% im Fruchtfl.-öl	% im Kernöl	% im Tresteröl
Myristinsäure	0	0,2	0,1	0,1
Palmitinsäure	0	30,8	8,3	23,5
Palmitoleinsäure	1	35,6	0,6	20,8
Hexadecadieninsäure	2	0,2	0,1	0,2
Stearinsäure	0	0,5	3,4	1,8
Ölsäure	1	25,4	22,3	24,7
Linolsäure	2	5,5	33,0	14,8
Linolensäure	3	1,7	30,2	13,2
Arachinsäure	0	0,1	0,9	0,3
Eicosapentaensäure	1	Spur	0,2	0,3
Rest	-	-	0,7	0,3

Tabelle 8: Fettsäurezusammensetzung der Sanddornöle

Das Tresteröl nimmt in den Gehalten eine Mittelstellung ein. Sein unverseifbarer Anteil – das sind die Begleitstoffe eines Öls, die kein Fett sind - wird durch mitextrahierte Wachse erhöht. Es enthält aber auch merkliche Anteile an Linolensäure, wenn auch nicht in dem Maße wie das Kernöl. Diese Anteile an essenziellen Fettsäuren werden für die physiologische Wirksamkeit verantwortlich gemacht.

Tabelle 9 listet die Inhaltsstoffe des unverseifbaren Anteils auf, die für Stabilität der Öle und für einige kosmetische Eigenschaften von großer Bedeutung sind:

Tabelle 9:
Inhaltsstoffe des
unverseifbaren
Anteils

Substanz [mg%]	Fruchtfleisch-öl [mg%]	Kernöl [mg%]	Tresteröl [mg%]
Tocopherol ges.	330,4	260	280,5
-davon a-Toc.	184,4	140,7	nicht best.
-davon d-Toc.	64,8	54,9	nicht best.
-davon g-Toc.	55,2	39,5	nicht best.
nicht identifiziert	26,0	24,9	-
Sterole gesamt	1,8	1,7	1,8
- davon Cholesterol	Spur	Spur	0,12
- davon Sitosterol	1,4	1,3	1,1
Carotinoide	378	38,1	210

Gute Qualitäten
enthalten
350-450 mg Carotine
pro 100 ml Öl

Die Literaturwerte schwanken etwas, manche Autoren beschreiben den unverseifbaren Anteil mit einem höheren Sterol-Anteil. Schwankungen dürften hier sicherlich auch in der Messmethodik begründet liegen. Der Weltmarktpreis für Sanddorn-Fruchtfleischöl wird bestimmt durch den Gehalt an Carotinoiden. Gute sibirische, kasachische oder kirgisische Qualitäten liegen in einem Bereich von 350-450 mg Carotinoide pro 100 g Öl. Spitzenqualitäten aus Sibirien erreichen bis zu 600 mg/100 g. Das russische Arzneibuch verlangt eine Mindestqualität von 180 mg/100 g, um als Pharmaqualität gelten zu dürfen. Ungarische Öle erreichen in der Regel etwa 200-300 mg/100 g Öl. In den Ländern Asiens hat sich als Hautpflegemittel die Mischung mit asiatischem Sonnenblumenöl bewährt. Das reduziert zwar den Gehalt an Carotinoiden, macht aber das Öl auch kostengünstiger.

Schadstoffbelastung von Sanddorn

Die Untersuchung der Schadstoffbelastung ergab minimalste Spuren des sehr stabilen Insektizids HCH (Hexachlorcyclohexan) in seinen verschiedenen chemischen Erscheinungsformen und des HCB (Hexachlorbenzol/Perchlorbenzol). HCH ist bekannt unter dem Namen Lindan. HCB ist ein Zusatzmittel der Saatgutbeize und ein Holzschutzmittel, das mittlerweile auch in den entlegendsten Gebieten der nördlichen Hemisphäre in einer Luftkonzentration von 50-200 picogramm/cbm Luft vorkommt. Dieses Vorkommen beweist die mittlerweile tatsächlich weltumfassende Kontamination mit biologisch schwer abbaubaren Chemikalien. Über die gesundheitliche Beeinträchtigung ist jedoch nichts bekannt, da es sich um eine Menge knapp oberhalb der Nachweisgrenze handelt, die gesetzlichen Grenzwerte liegen jedoch deutlich höher.

Die Schadstoffbelastung durch Pestizide und Insektizide ist gering.

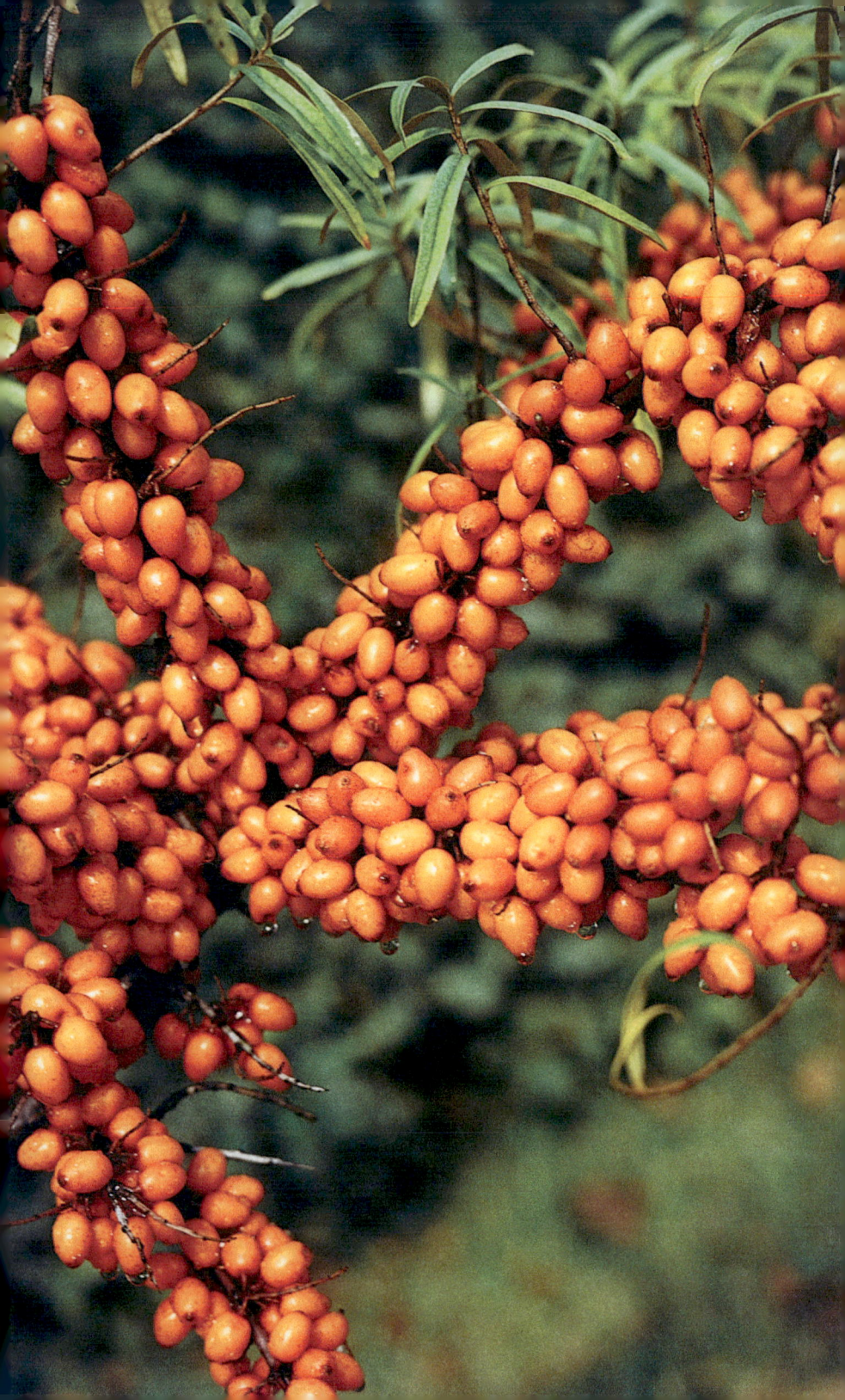

Teil 2

Was macht den Sanddorn so wertvoll? Die Wirkungsweise der Inhaltsstoffe

Der Sanddornsaft zeichnet sich durch einen hohen Vitamin-C-Gehalt aus, das Sanddornöl ist eine einzigartige Mischung verschiedener physiologisch wirksamer Naturstoffe aus der Gruppe der Carotinoide und Tocopherole. Daneben beinhaltet die Frucht noch andere Vitamine, hier besonders K1, B1, B2, B6, daneben Flavonoide und Niacin, Fettsäuren, Triterpenoide, Spurenelemente u.v.a.m. Der hohe Carotin-Gehalt ist in Verbindung mit den anderen bioaktiven Substanzen die Ursache für die außergewöhnlichen Skin-Repair-Eigenschaften.

Die durchschnittlichen Vitamingehalte sind exemplarisch in Tabelle 10 aufgelistet.

Tabelle 10: Vitamingehalt der Sanddornfrischfrucht

Inhaltsstoffe Ganzfrucht:	mg/100g frische Früchte
Provitamin A/Carotinoide	10,9
Vitamin B1 (Thiamin)	0,03
Vitamin B2 (Riboflavin)	0,05
Vitamin B6 (Pyridoxin)	0,79
Vitamin C (Ascorbinsäure)	54-316
Vitamin E (Tocopherol)	8-16
Flavonoide	75-100
Niacin	0,36
Biotin	0,9-10,9
Vitamin K	0,9-1,2
Folsäure	0,79
Differenz zu 100 g ist Wasser	

Vitamine: ein Wort zuvor...

Man sollte es trotz der guten Ernährungslage in den Industrienationen nicht für möglich halten, dass es tatsächlich auch hier Vitamin-Unterversorgungen gibt, die im wesentlichen auf den Grad der Verarbeitung von Lebensmitteln zurückzuführen sind. Ein weiterer Grund liegt in dem Trend, Lebensmittel nicht so zu nehmen, wie sie die Natur uns gibt, sondern diese mit Eigenschaften zu versehen, die sie normalerweise nicht oder nicht so ausgeprägt haben. In der Industrie gibt es bereits den Beruf des Food-Designers, und der Name allein verrät schon alles. Dass der Nährstoffgehalt des „designten" Foods nicht mehr viel mit dem wirklichen Leben zu tun hat, ist zu erwarten. Selbst eine nachträgliche Anreicherung mit Vitaminen und anderen Nährstoffen kann nie die natürliche Zusammensetzung und das komplexe Wechselspiel zwischen den einzelnen Stoffen ersetzen.

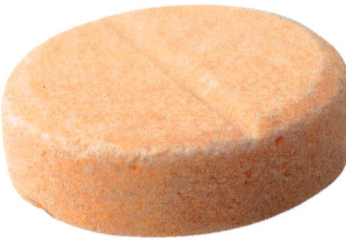

Natürliche Vitamine sind wertvoller als künstliche Kompositionen.

Die Vitamine im Sanddorn

Vitamine zählen zusammen mit den Spurenelementen zu den sogenannten Mikronährstoffen. Eine allgemeingültige Definition beschreibt und definiert Vitamine wie folgt:

Vitamine sind lebensnotwendige Bausteine vieler Stoffwechselvorgänge.

> Vitamine sind lebensnotwendige, in niedriger Dosierung physiologisch wirksame organische Verbindungen, die im menschlichen Organismus nicht oder unter bestimmten äußeren Bedingungen (z.B. Mangel an UV-Licht) nur unzureichend gebildet werden. Vitamine müssen daher dem Organismus als solche oder in Form von Vorstufen, den Provitaminen, zugeführt werden.

Diese Zufuhr erfolgt einmal mit der Nahrung, zum anderen werden einige Vitamine auch von Darmbakterien produziert und in den Darm abgegeben.

Man unterteilt die Vitamine grob in zwei Gruppen: Fettlösliche und wasserlösliche Vitamine. Diese Löslichkeiten geben einen Hinweis auf das Vorkommen der Vitamine. Die Löslichkeiten bedingen auch Unterschiede in der Speicherung der Vitamine. Fettlösliche Vitamine sammeln sich im Fettgewebe des Organismus, während wasserlösliche Vitamine nicht oder nur in geringem Umfang gespeichert werden können und überschüssige Mengen über die Niere ausgeschieden werden. Hier ist, im Gegensatz zu den Vitaminen A und D, eine Vergiftung durch überdosierte Mengen weniger wahrscheinlich.

Auf der anderen Seite kann bei den wasserlöslichen Vitaminen schneller eine Unterversorgung auftreten. Die Speicherfähigkeit des Körpers bestimmt, wie schnell es zu Mangelsymptomen kommt. Im allgemeinen werden verschiedene Stadien eines Mangels unterschieden. In den Stadien 1 und 2 kommt es lediglich zu einer Abnahme der Vitaminkonzentration im Organismus, Stadium 3 bedeutet schon eine Einschränkung bestimmter Enzymaktivitäten, im Stadium 4 treten erste spürbare Mangelsymptome auf, die im Stadium 5 zu echten Erkrankungen werden und erst im Stadium 6 nicht mehr korrigierbare körperliche Schäden erzeugen.

Die Vitaminmangelzustände werden von 1-6 klassifiziert.

Carotinoide (Provitamin A)

Es gab in den letzten Jahren nur wenige Naturwirkstoffgruppen, denen ein vergleichbar großes Interesse entgegengebracht wurde und die bis zum jetzigen Zeitpunkt so intensiv untersucht wurden wie die der Carotinoide. Hintergrund sind deutliche Anhaltspunkte für einen Zusammenhang zwischen hohem Obst- und Gemüseverzehr (und damit einer hohen Carotin-Aufnahme) und niedrigerem Risiko für bestimmte Krebsformen.

Carotinoide sind chemisch gesehen ein Sammelbegriff für eine Substanzgruppe, die strukturell sehr ähnliche Substanzen mit vergleichbaren Wirkungen enthält. Sie sind im Pflanzenreich weit verbreitete Farbstoffe, die Früchten und Gemüsen ihre charakteristischen Farben verleihen. Auch in chlorophyllhaltigen Pflanzenteilen kommen die gelben bis roten Farbstoffe vor, werden aber vom Grün des Chlorophylls überdeckt und entfalten erst im Herbst ihre Farbenpracht. Der „Indian Summer" dürfte das optisch wohl eindrucksvollste Beispiel für die Erscheinung der carotinoiden Blattfarbstoffe sein.

Die Farbenpracht des „Indian Summer" wird durch carotinoide Farbstoffe verursacht

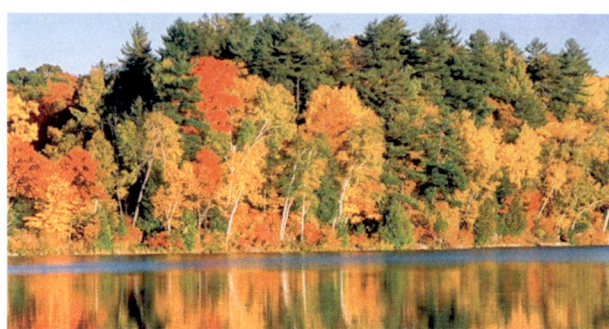

Etwa 600 Carotinoide sind zur Zeit bekannt, von denen das ß-Carotin der bekannteste Vertreter ist. Nicht weniger bedeutend sind die Carotinoide a-Carotin, Lycopin, ß-Cryptoxanthin, Lutein und Zeaxanthin.

Etwa 50 der 600 bekannten Carotinoide können im Organismus höherer Lebewesen in Vitamin A umgebaut werden. Diese Gruppe bezeichnet man mit dem Sammelbegriff „Provitamin A".

Die Bedeutung der Carotinoide für die Pflanze liegt in der Funktion als Schutzmechanismus vor schädlichen lichtabhängigen Reaktionen. Carotinoide haben die angenehme Eigenschaft, die unter Einfluss harter UV-Strahlung entstehenden aktiven, radikalischen Sauerstoffverbindungen abzufangen und damit neutralisieren zu können. Man spricht von einer antioxidativen Wirkung.

Carotinoide schützen den Körper z.B. vor oxidativem Stress.

Grundsätzlich wird angenommen, dass dieser Mechanismus nicht nur bei Pflanzen einen Schutz darstellt, sondern auch bei höheren Lebewesen. Carotinoide haben noch weitere biologische Wirkungen, so auf Prozesse, die in Zusammenhang mit der Zellneubildung und deren Einordnung und Funktion in bereits bestehende Gewebsverbände stehen.

Carotinoide und Krebs

Das Vorkommen sogenannter „freier Radikale", hochaktiver Sauerstoffverbindungen, führt im Körper höherer Lebewesen zu Veränderungen im Erbgut, die an sich ein normaler Vorgang und lebendiges Beispiel für die auch jetzt noch ständig stattfindende Evolution sind. Der Körper verfügt über Reparaturmechanismen, die diese Entgleisungen vernichten und den Normalzustand wiederherstellen. Versagt dieser Mechanismus, führt es unter Umständen zu einer Frühform des Krebses, die durch unkontrolliertes Wachstum gekennzeichnet ist. Im Normalfall gibt es über Botenstoffe einen Informationsaustausch benachbarter Zellen, zum Beispiel über die Steuerung der Zellteilungsrate. Bei Tumorzellen ist diese Steuerung gestört. Carotinoide wirken hier auf die Teilungs- und Wachstumsrate und normalisieren das Tumorwachstum. Diese wesentliche Erkenntnis ist in der Fachwelt seit Anfang der 90er Jahre bekannt.

Carotinoide normalisieren das Tumorwachstum.

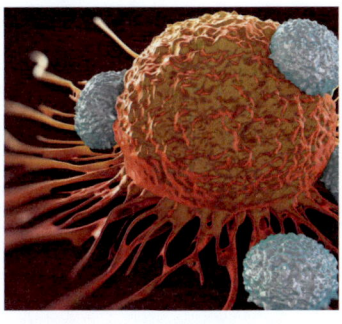

T-Lymphocyten bekämpfen eine Krebszelle

Die natürliche Mischung machts…

Unklar ist jedoch, ob die Carotinoide selbst oder deren Stoffwechselprodukte, die Retinoide, diese Wirkung haben.

Inzwischen setzt sich, gestützt auf breite Studien, die Erkenntnis durch, das nicht das ß-Carotin alleine für die Krebsprävention verantwortlich ist, sondern die Mischung, wie sie in Carotinoid-reichen Pflanzen natürlich vorkommt. In fast allen Studien hatten Personen mit einem hohen Obst- und Gemüseverzehr bzw. hohen Carotin-Plasmaspiegeln ein um bis zu 70% niedrigeres Lungenkrebsrisiko. Für die meisten anderen Krebsarten war dieser Zusammenhang auch sichtbar, allerdings nicht so deutlich. In drei groß angelegten Studien wurde die Wirkung von isoliert gegebenem reinem ß-Carotin untersucht und mit dem Ergebnis abgeschlossen, dass eine reine ß-Carotingabe keinerlei Vorteile bringt.

Hohe natürliche Carotinoid-Aufnahme führt zu 70% niedrigerem Lungenkrebsrisiko.

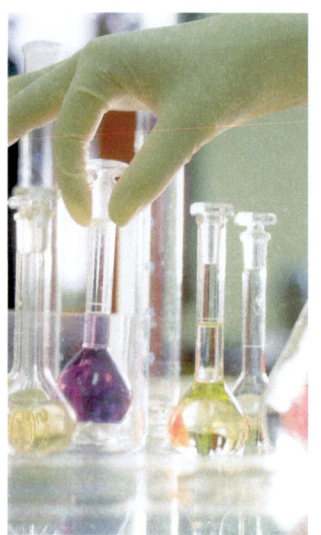

Intensive medizinische Forschung hat das Wissen über die Krebsentwicklung deutlich erweitert.

Aufgrund der Zusammensetzung des Studienkollektivs einer Studie (ATBC-Studie) mit Rauchern, die seit mindestens 36 Jahren im Schnitt 20 Zigaretten pro Tag geraucht haben, hat man sogar den gegenteiligen Effekt festgestellt, was das Bundesinstitut für gesundheitlichen Verbraucherschutz und Veterinärmedizin (BgVV) zu einer Pressemitteilung veranlasste, in der vor der ß-Carotingabe bei Rauchern gewarnt wurde. Man empfahl seitens des BgVV die Carotinoid-Zufuhr über reichlichen Gemüse- und Obstverzehr sicherzustellen. Diese Studien sind unter Fachleuten umstritten, da bei einem so großen Zigarettenkonsum das Risiko ungemein hoch ist, zu Studienbeginn eine Lungenkrebsvorschädigung gehabt zu haben und die Carotinoid-Schutzwirkung somit nicht mehr zum Tragen kommen konnte. Mit fortschreitender Untersuchung des Mechanismus der Krebsentstehung werden gerade in diesem Bereich in den nächsten Jahren erhebliche Wissenszuwächse zu erwarten sein, die sehr wahrscheinlich den bereits jetzt erkennbaren Zusammenhang zwischen naturnaher Ernährung und Krebshäufigkeit bestätigen werden.

Carotinoide als Sonnenschutz

Aufgrund ihrer Lichtfiltereigenschaften und ihrer antioxidativen Wirkung sind die Carotinoide auch im Sonnenschutzbereich von Bedeutung. Eingangs wurde die Sonnenschutzfunktion der Carotinoide im Pflanzenreich angesprochen. In der Natur optimiert wurde dieses Prinzip in der Alge Dunaliella salina, die in der Lage ist, bis zu 10% ihres Trockengewichtes als Carotinoide zu speichern und dadurch auch an Orten extremer UV-Einstrahlung überleben zu können.

Starke Sonneneinstrahlung führt bei der menschlichen Haut zu Erythemen („Sonnenbrand"), die sich je nach Stärke der Sonneneinstrahlung und Hauttyp im Extremfall bis zu Verbrennungen zweiten Grades entwickeln können.

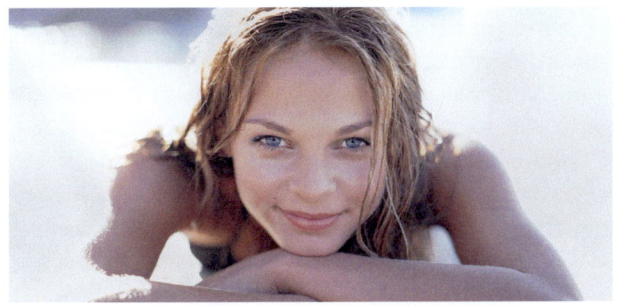

Carotinoide sind ein natürlicher Sonnenschutz.

Die UV-Strahlung führt besonders in der Epidermis (Oberhaut) zur Bildung aktiver Verbindungen, wie sie eingangs bereits beschrieben wurden. Bei stärkerer und lang anhaltender Bestrahlung werden die körpereigenen Schutz-mechanismen überlastet, wodurch oxidative Schäden auftreten können. Im Zuge dieser Schäden treten so unterschiedliche Erscheinungsformen wie vorzeitige Hautalterung mit Faltenbildung und im Extremfall Hautkrebs auf. Dieser kommt auf der südlichen Erdhalbkugel, bedingt durch die dort dünnere Ozon-Schicht, gehäuft vor.

Carotinoide werde bereits seit längerem erfolgreich bei erblich bedingten Photodermatosen eingesetzt. Bei dieser extremen Lichtempfindlichkeit tritt eine starke radikalische Sauerstoffkonzentration in der Haut auf, die zu Entzündungserscheinungen führt.

Carotinoide werden bei verschiedenen, durch Licht hervorgerufenen Krankheiten erfolgreich eingesetzt.

Die sinnvollste Art des Sonnenschutzes dürfte die präventive Einnahme von ß-Carotin in Kombination mit einem Sonnenschutzmittel sein. Setzt man die Haut natürlicher oder auch künstlicher UV-Strahlung aus, führt dies zu einem Abfall des Carotinoid-Blutspiegels; es unterliegt zuerst der Zersetzung und neutralisiert dabei die entzündungsbildenden Stoffwechselprozesse. Dieses konnte in einer Vergleichsstudie nachgewiesen werden, bei der es unter der Gabe von ß-Carotin zu einer deutlichen Verringerung der Enzyme kam, die nach Einwirkung von UV-Licht für die Zerstörung des Bindegewebes verantwortlich sind. Die Dosis wurde in der Höhe so gewählt, dass sich die Menge des im Blut verfügbaren ß-Carotins im Verhältnis

Die Einnahme von
Carotinen muß nicht
zwangsläufig die
Haut gelb färben.

zur normalen Konzentration verzehnfachte, diese Konzentration jedoch nicht als „Karottengelb" in der Haut sichtbar wurde. Aufgrund der Erfahrungen aus verschiedenen Studien ist eine 10-wöchige vorbeugende Einnahme von 30 mg ß-Carotin pro Tag zu empfehlen. Interessant ist die Wechselwirkung mit anderen antioxidativ wirkenden Substanzen wie Vitamin E und Vitamin C, die die ß-Carotineinlagerung in die Haut erhöhte. Dadurch wurde der Lichtschutzfaktor dreifach erhöht.

Vitamin A – das Augenvitamin Retinol

Neben den oben skizzierten Wirkungen ergibt sich noch eine weitere:Etwa 50 der 600 bekannten Carotinoide können im Organismus höherer Lebewesen –wie weiter vorne bereits kurz angesprochen- in Vitamin A umgebaut werden. Diese Gruppe bezeichnet man deshalb aufgrund ihres Vorstufencharakters mit dem Sammelbegriff „Provitamin A". Vitamin A - Retinol, die biologisch wirksamste Form, wird im tierischen Stoffwechsel aus Carotinoiden gebildet,

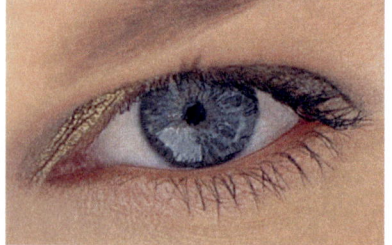

*Vitamin A-
das Augenvitamin
fördert die Sehkraft.*

wobei die Wirksamkeit der Carotinoide nur etwa 1/6 der eigentlichen Retinol-Wirkung ausmacht.

Vitamin A wird sowohl für die Fähigkeit des Hell- Dunkel-Sehens als auch für die Farbunterscheidung benötigt. Daneben ist es an der Zellneubildung beteiligt. Es stabilisiert die Zellmembranen und fördert sie Sehkraft.

Mangelerscheinungen:

- Hautveränderungen
  (schuppige, trockene, rissige Haut)
- Haarveränderungen
- Nachtblindheit, besonders in der Dämmerung mit herabgesetzter Sehschärfe
- Mangel an Tränenflüssigkeit
- Neigung zu Bindehautentzündung

Zur Nahrungsergänzung hat sich in der Fachwelt allgemein ein Tagesbedarf von etwa 6-9 mg ß-Carotin als Dosisempfehlung durchgesetzt. Betacarotin ist nicht toxisch.

Tagesbedarf :

Die Deutsche Gesellschaft für Ernährungswissenschaften DGE gibt den Tagesbedarf mit 6 mg, bei einer Stillenden mit 9 mg Betacarotin an.

Vitamin B1 - Thiamin

Thiamin kommt hauptsächlich in Getreideprodukten vor, wo es überwiegend im Keim und den Randschichten auftritt. Durch Spelzen von Getreide oder Schälen von Reiskörnern verlängert sich zwar die Haltbarkeit, der Thiamin- Gehalt nimmt jedoch dramatisch ab.
Bedeutung für den Körper hat Thiamin als Baustein von Enzymen, die der Energiegewinnung durch Abbau von Kohlenhydraten dienen. Im Nervensystem hat es eine gewisse Bedeutung bei der Übertragung von neuronalen Reizen auf die Muskulatur. Echter Mangel ist bei uns selten, latenter Mangel wird aufgrund unserer Ernährung recht häufig als Ursache verschiedener Erkrankungen und Störungen angesehen.

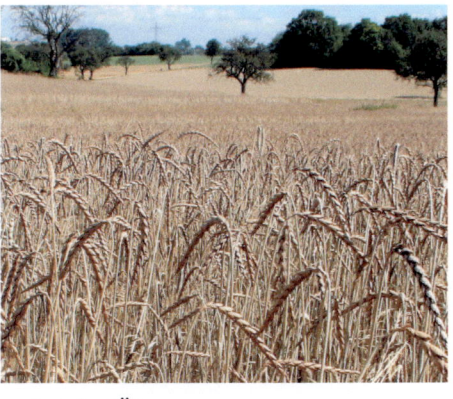

Thiamin kommt hauptsächlich in Getreideprodukten vor.

Mangelerscheinungen:

- verdeckter Mangel mit Verdauungsstörungen, Appetitmangel, Gewichtsverlust
- Müdigkeit
- Konzentrationsstörungen, schlechtes Gedächtnis
- Missempfindungen wie Kribbeln in Händen und Füßen, Brennen der Fußsohlen
- Veränderungen im EKG

Thiamin ist in höheren Dosierungen nicht toxisch, die Einzelgabe einer Menge über 1000 mg hat den angenehmen Nebeneffekt, daß Mücken durch die schwefelhaltigen, auch über den Schweiß abgesonderten Stoffwechselprodukte des Thiamins abgeschreckt werden.

Tagesbedarf :

Die Deutsche Gesellschaft für Ernährungswissenschaften DGE gibt den Tagesbedarf mit 1-1,2 mg an. Risikogruppen (Alkoholiker, Stillende, Leistungssportler) sollten deutlich höhere Dosierungen nehmen.

Vitamin B2- Riboflavin

Riboflavin hieß früher Lactoflavin, da es der Milch den leichten Gelbstich gibt. Hauptvorkommen ist in Milchprodukten.

Seine Funktion im Körper ist ähnlich wie die des Thiamins, es ist Ko-Faktor bei diversen energieliefernden enzymatischen Auf- und Abbauprozessen. Ein Mangel ist heute gelegentlich als Begleiterscheinung von Mangelernährung bei Jugendlichen zu beobachten. Die klassische Mangelkrankheit der armen Landbevölkerung hieß früher Pellagra und hatte ihre Ursache in der ausschließlichen Ernährung mit Mais. Ein echter Mangel ist in unseren Breiten eher selten, eine Unterversorgung bei bestimmten Krankheiten gelegentlich zu beobachten.

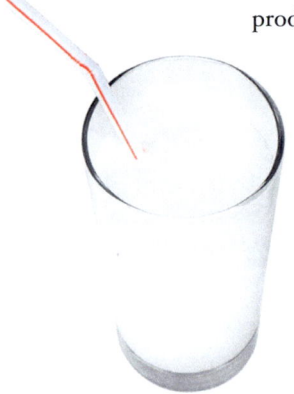

Vitamin B2 kommt hauptsächlich in Milchprodukten vor.

Mangelerscheinungen:

- Müdigkeit, allgemeine Unlust, verminderte geistige und körperliche Leistungsfähigkeit
- Halsschmerzen
- Mundwinkelrhagaden, Hautveränderungen.
- Brennende Augen

Medizinisch setzt man es heute bei chronischen Darm-
entzündungen oder Milchunverträglichkeit ein, damit kein
Mangel entsteht. Daneben wird es auch bei Gürtelrose gegen die Nervenschmerzen empfohlen. Diese Anwendung
ist in der Fachwelt aber nicht unumstritten. Unbestritten
sind jedoch die Radikalfänger-Eigenschaften des Vitamins
B2.

Vitamin B2 bei
chronischer Darm-
entzündung, Milch-
unverträglichkeit
und bei Gürtelrose.

Tagesbedarf :

Die Deutsche Gesellschaft für Ernährungswissenschaften
DGE gibt den Tagesbedarf mit 1,2-1,5 mg an.

Vitamin B6 - Pyridoxin

Der Name Pyridoxin ist ein Sammelbegriff für
drei wirkungsgleiche Substanzen, die zusammen
die Gruppe der B6-Vitamine bilden. Seine
Funktion im Körper ist die des Cofaktors bei
diversen enzymatischen Auf- und Abbauprozessen
von Eiweißstoffen, es hat Bedeutung bei der Be-
reitstellung von Energie aus Glycogen. Daneben
spielt es eine große Rolle bei der Nervenreiz-
übertragung zwischen den Nervenzellen und

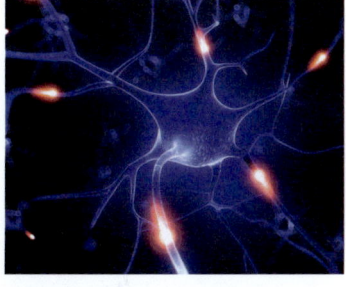

Nervenzelle.

steuert die Spezialisierung von Zellen während der Wachs-
tumsphase. Hier hat es eine vergleichbare Wichtigkeit wie
die Folsäure.

Mangelerscheinungen:

Leichte Unterversorgung ist weit verbreitet und äußert
sich in

* Hauterscheinungen
* Müdigkeit, allgemeine Trägheit und Unlust
* Wunde Mundwinkel
* Darmbeschwerden

45

Medizinisch eingesetzt wird es bei Menstruations-
beschwerden, bei Schwindel und Übelkeit. Die sogenannte
„Pillen-Depression" hat ihre Ursache in einem B6- Mangel,
weshalb eine Zufuhr zu empfehlen ist.

Tagesbedarf :

Die Deutsche Gesellschaft für Ernährungswissenschaften
DGE gibt den Tagesbedarf mit 1,2-1,5 mg an.

Vitamin C-Ascorbinsäure

Das Vitamin C ist das wohl bekannteste Vitamin; seine
Funktionen sind entsprechend vielfältig.
Es schützt Pflanzeninhaltsstoffe vor dem Zerfall durch
Luftsauerstoff und wirkt so als Antioxidans. Ascorbinsäure
regt Zellstoffwechselvorgänge an und beeinflusst das Im-
munsystem. Daneben wird die Aufnahme von Eisen in den
Körper erhöht, die Collagen-Synthese gefördert und mehr.
Vitamin C ist von seiner Wirkung her das universellste und
damit auch das meist untersuchte Vitamin.

Vitamin C ist das
bekannteste
Vitamin und wirkt
antioxidativ.

Mangelerscheinungen:

• Antriebslosigkeit, Leistungs- und Muskelschwäche,
  Reizbarkeit, Müdigkeit
• Infektanfälligkeit
• Schlechte Wundheilung, Bindegewebsprobleme
• Zahnfleischbluten

In der Geschichte der Menschheit war der Mangel an
Vitamin C sehr gefürchtet, die Skorbut eine der Geißeln der
Seefahrt. Diese Erkrankung spielt heute keine Rolle mehr,
die Vitamin-C-Unterversorgung ist in den letzten Jahren
jedoch bei besonders disponierten Personen, wie Hoch-
betagten in Pflegeheimen, vermehrt zu beobachten.

Gerade bei der Ascorbinsäure hat es in den letzten Jahren einen Trend zu sogenannten Megadosen gegeben, Tagesgaben von mehreren Gramm waren keine Seltenheit. Gefördert wurde diese Anwendung durch den zweifachen Nobelpreisträger Linus Pauling, der die These vertrat, dass Alterungsprozesse unter Vitamin-C-Gabe verlangsamt werden können und Tumorwachstum gehemmt wird. Dieses ließ sich im Reagenzglas experimentell beweisen, doch nicht am Menschen. Hier sind die Zusammenhänge komplizierter. Am Menschen konnte aber bewiesen werden, dass die Ascorbinsäure der Arteriosklerose vorbeugt, indem der Abbau des Cholesterins beschleunigt wird.

Vitamin C hemmt das Tumorwachstum und beugt der Arteriosklerose vor.

Vitamin E- Tocopherol

Der Begriff „Vitamin E" ist ein Sammelbegriff für eine Gruppe von Verbindungen, die man als Tocopherole bezeichnet. Ursprünglich wurde das Vitamin E als Fruchtbarkeitsvitamin angesehen und zur Behandlung der Sterilität eingesetzt. Der Wortbestandteil Tokos ist dem Griechischen entnommen und bedeutet Geburt.

Heute spielt Vitamin E eine große Rolle als fettlösliches Antioxidans, besonders das am Höchsten wirksame D-a-Tocopherol. Es schützt Fette vor dem Verderb. Reines Vitamin E ist ein leicht gelbliches, sehr viskoses Öl ohne Geruch und Geschmack. Natürliches Vitamin E wurde Ende der 30er Jahre das erste Mal aus Weizenkeimöl gewonnen, heute wird es überwiegend synthetisch hergestellt und ist im Gegensatz zum natürlichen Vitamin E ein Gemisch aus 8 verschiedenen Formen, sogenannten Stereoisomeren. Natürliches Vitamin E liegt nur in der höchst wirksamen Form vor, dem D-a-Tocopherol.

Vitamin E ist ein fettlösliches Vitamin und in seiner a-Form besonders wirksam.

Bekannt geworden ist das Vitamin E in den 70er und 80er Jahren durch breit angelegte Studien zur Vorbeugung von Herz-Kreislauferkrankungen. Auf Basis dieser Studien erlebt Vitamin E auch als „Krebsschutzvitamin" einen wahren Boom, die Dosierungen stiegen parallel zu den Werbeaussagen der Hersteller. Erst in den letzten Jahren werden Sinn und Unsinn der Megadosierungen kritisch hinterfragt.

Es wirkt ebenfalls antioxidativ gegen freie Radikale und beugt Herz-Kreislauferkrankungen vor. Es hat den Ruf eines „Krebsschutz-Vitamins".

Mangelerscheinungen:

- Treten bei gesunden Menschen in der Regel kaum auf, da es im Fettgewebe eingelagert werden kann.
- Lediglich bei Patienten mit Fettaufnahmestörungen kann die Versorgung nicht ausreichend sein.
- Der Zusammenhang zwischen Vitamin-E-Mangel und Unfruchtbarkeit wird in der Fachwelt zur Zeit noch diskutiert.

Vitamin E wird nur zu etwa 40% in den Körper aufgenommen. Es schützt dabei Fette, Hormone und Enzyme vor der Zersetzung durch freie Radikale des Luftsauerstoffes. Auf zellulärer Ebene wirkt Vitamin E zellstabilisierend und beugt der Krebsentstehung durch oxidativen Stress vor. Arterien werden unter Vitamin E widerstandsfähiger gegen Plaque-Ablagerungen, was der Arteriosklerose vorbeugt. Zusätzlich beschleunigt es die Wundheilung, weshalb Vitamin E gerne in Salben und Cremes nicht nur als Konservierer eingesetzt wird, sondern auch als Wirkstoff.

Tagesbedarf :

Die Deutsche Gesellschaft für Ernährungswissenschaften DGE gibt den Tagesbedarf mit 12-14 mg an. 1 mg Vitamin E als D-a-Tocopherol entspricht 1 internationalen Einheit I.E.

Flavonoide

Flavonoide sind Pflanzeninhaltsstoffe, die zu den antioxi-dativ wirksamsten Inhaltsstoffen zählen und der Pflanze als Hilfsmittel zum Schutz der Inhaltsstoffe oder als Lockstoff dienen. Ernährungsphysiologisch haben sie im Gegensatz zu Fett, Kohlenhydraten oder Eiweiß keine Bedeutung.

Flavonoide sind natürliche Pflanzenfarbstoffe.

Heute sind zwischen 4000 und 5000 verschiedene Flavo-noide bekannt, die manchen Früchten zum Beispiel die charakteristische Farbe verleihen, wie z.B. der Kirsche, der roten Traube oder der Pflaume.

Ausgehend von der Beobachtung, dass die Franzosen trotz höherer Fettaufnahme deutlich seltener an Herz-Kreislauferkrankungen leiden, fand man die Ursache hierfür im erhöhten Verzehr von Rotwein, dessen rote Farbe che-misch gesehen in die Stoffgruppe der Flavonoide eingeordnet wird. Es gibt Hinweise darauf, das Fla-vonoide eine schützende Wirkung bei Herz-Kreislauferkrankungen haben, die auf Arteriosklerose zu-rückzuführen sind, da bestimmte

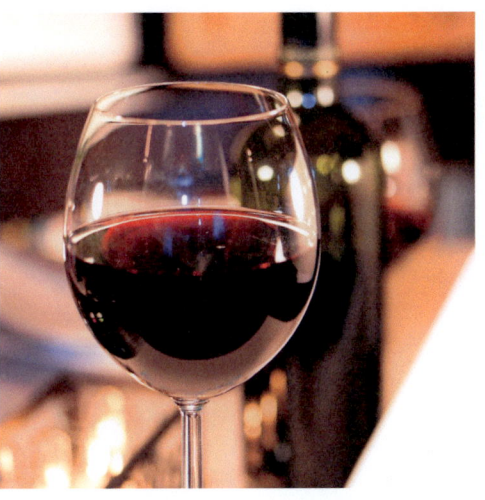

Prozesse in der LDL-Cholesterin-Oxidation beeinflußt werden. Ein ähnlicher Effekt konnte in Japan und China aufgrund des hohen Konsums von Grüntee beobachtet wer-den.

Flavonoide haben eine schützende Wirkung bei Herz- Kreislauf-erkrankungen.

Mangelerscheinungen:

• Höhere Infektanfälligkeit

Tagesbedarf :

Es gibt keine Empfehlung der Deutschen Gesellschaft für Ernährungswissenschaften zur Dosierung .

Niacin - Vitamin B3

Vitamin B3 sichert
die Funktions-
fähigkeit der Nerven.

Vitamin B3 tritt als Nikotinsäure und als Nicotinamid auf. Es ist nicht mit dem Nikotin des Tabaks zu verwechseln. Es ist wie Vitamin B2 Ko-Faktor bei diversen energieliefernden enzymatischen Auf- und Abbauprozessen. In den Zellen hat es Bedeutung bei der Zellneubildung und sichert die Funktionsfähigkeit des Nervensystems. In höheren Dosierungen wird es zur Behandlung von Durchblutungsstörungen eingesetzt. Es vermindert die Verklumpung der roten Blutkörperchen und erhält die Sauerstoffbindekapazität, weshalb es als Geriatricum verwendet wird.

Mangelerscheinungen:

- Wie bei Vitamin B2
- Nervöse Störungen, Gedächtnisschwäche, Schlaflosigkeit
- Rote, angeschwollene Zunge
- Depressionen

Depressionen
bedürfen immer
ärztlichen Rates!

Bei bestimmten Depressionen unklarer Ursache hat man versuchsweise Vitamin B3 gegeben. War die Ursache ein Vitaminmangel, verschwanden die Depressionen innerhalb von Stunden.

Tagesbedarf :

Die Deutsche Gesellschaft für Ernährungswissenschaften DGE gibt den Tagesbedarf mit 13-17 mg an.

Dosierungen von über 100 mg pro Tag sollten aufgrund des Auftretens von Nebenwirkungen vermieden werden.

Biotin - Vitamin H

Biotin, ein weißes Pulver, ist ein Bindeglied zwischen Fettstoffwechsel und Kohlenhydratstoffwechsel und ist an sehr grundlegenden Stoffwechselprozessen beteiligt. Es wird zum Teil von Darmbakterien produziert, ein Mangel ist deshalb selten, eine Unterversorgung jedoch gelegentlich zu beobachten.

Biotin ist das „Schönheitsvitamin".

Bedeutung hat Biotin als „Schönheitsvitamin" erlangt, weil unter Gabe von Biotin eine wesentliche Strukturverbesserung von Haut, Haaren und Nägeln zu beobachten ist.

Mangelerscheinungen:

- Hauterscheinungen
- Verhornungsstörungen, Haarprobleme, brüchige Nägel
- Erschöpfungszustände
- Appetitlosigkeit
- Bindehautentzündungen

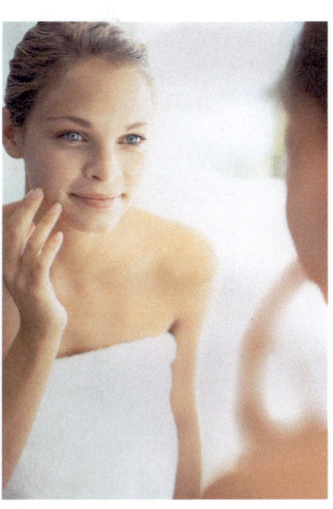

Tagesbedarf :

Die Deutsche Gesellschaft für Ernährungswissenschaften DGE gibt keine spezielle Empfehlung, nimmt den Bedarf aber mit 30-60 µg an.

Vitamin K

Biotin verbessert wesentlich die Struktur von Haut, Haaren und Nägeln.

Vitamin K ist im Bewußtsein der Menschen ein wenig bekanntes Vitamin. Es fördert die Blutgerinnung und ist zusammen mit Vitamin D am Gleichgewicht des Auf- und Abbaus der Knochensubstanz beteiligt. Vitamin K wird im Körper zum Teil durch Darmbakterien produziert, deshalb ist ein Mangel eher selten. Eine Ausnahme bilden hier Patienten, die im Zuge einer Herzinfarkt- oder Schlaganfallnachbehandlung mit blutgerinnungshemmenden Medikamenten behandelt werden.

- Erhöhte Neigung zu Blutungen.
- Zahnfleischbluten

Eine Überdosierung tritt nicht auf, da Vitamin K ungiftig ist.

Tagesbedarf :

Die Deutsche Gesellschaft für Ernährungswissenschaften DGE gibt den Tagesbedarf mit 60-80 μg an.

Folsäure

Der Folsäuremangel ist neben dem Jodmangel der einzige von der Deutschen Gesellschaft für Ernährungswissenschaften festgestellte und vom Bundesamt für Risikobewertung (BfR) bestätigte Mangel in Deutschland. Die Wissenschaft geht davon aus, das vom Folsäuremangel etwa die Hälfte der Bundesbevölkerung betroffen ist.

Deutschland ist Folsäuremangel-Gebiet!

Folsäure kommt in grünem Blattgemüse und Obst reichlich vor und ist eine sehr hitzempfindliche Substanz, weshalb es durch Kochen große Verluste gibt. Kantinenessen ist meist folsäurefrei.

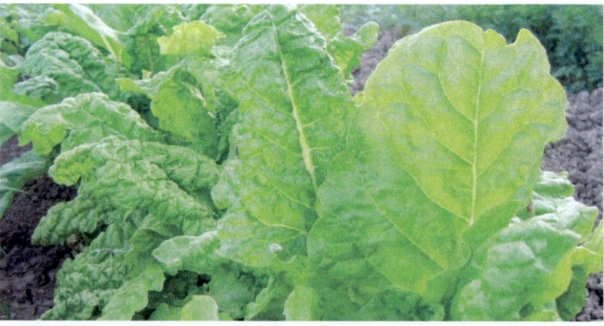

Folsäure kommt in grünem Blattgemüse und Obst reichlich vor

Mangelerscheinungen:

- Veränderung des Blutbildes und der Schleimhäute
- Geistige Ermüdung

Über die Bedeutung der Folsäure im menschlichen Stoffwechsel ist in den letzten Jahren mit außerordentlich interessanten Ergebnissen geforscht worden. Die Folsäure wird in die große Gruppe der B-Vitamine eingeordnet und dürfte in ihrer Bedeutung zur Zeit noch stark unterschätzt werden, insbesondere in ihrem Vermögen, in die Genese der Arteriosklerose einzugreifen.

Folsäure ist besonders in der Schwangerschaft wichtig, da es unter Folsäuregabe zu deutlich weniger Geburten von Kindern mit offenem Rücken kommt. Deshalb wird während der Schwangerschaft die Einnahme von Folsäure dringend angeraten.

Folsäure kann aber noch mehr: Sie spielt eine bedeutende Rolle in der Eiweißsynthese und in der Synthese von Nukeinsäuren, die die Träger der Erbinformation sind. Zusammen mit Vitamin B12 beugt es der Blutarmut vor.

Neuerdings zeichnet sich ein weiteres Anwendungsgebiet ab: Folsäure ist der Gegenspieler der Substanz Homocystein, der eine große Bedeutung bei der Entwicklung der Arteriosklerose zukommt. Homocystein gilt mittlerweile als eine der Haupt-Risikofaktoren für die Entstehung von Herzinfarkten und Schlaganfällen. Es deutet immer mehr darauf hin, daß dem Homocystein in Zukunft eine ähnliche Bedeutung zuzumessen ist wie dem LDL/ HDL-Verhältnis.

Folsäure gehört in die Gruppe der B-Vitamine. Ihre Wirkung und Bedeutung wird noch unterschätzt.

Folsäure wirkt gegen Arteriosklerose.

Tagesbedarf :

Die Deutsche Gesellschaft für Ernährungswissenschaften DGE gibt den Tagesbedarf mit 400 µg an, in Fällen erhöhten Bedarfes, wie zum Beispiel während der Schwangerschaft, kann die Tagesdosis auf kurzfristig 600 µg gesteigert werden. Dies gilt besonders im ersten Drittel der Schwangerschaft, weil damit die Gefahr von Neuralrohrdefekten („offener Rücken") minimiert wird.

Vitamine: natürlich oder künstlich?

Vitamine, die in ihr natürliches Umfeld eingebettet sind, wirken oft stärker als die gleiche Menge künstlicher Vitaminsubstanz.

Eine alte Diskussion dreht sich um die Frage, ob es besser sei, natürliche oder künstliche Vitamine zu verwenden. Diese Frage lässt sich ideologiefrei kaum beantworten. Chemisch gesehen sind die Stoffe identisch, manchmal jedoch für den Körper nur teilweise verwertbar, weil ihre räumliche Struktur nicht passt, vergleichbar einem linken und rechten Handschuh. Besonders deutlich wird dieses Prinzip bei der Ascorbinsäure und beim Vitamin E. Künstlich hergestellte Ascorbinsäure ist nur zur Hälfte verwertbar, weil eben nur eine Hand in einen Handschuh passt. Richtiger wäre die Frage, ob es nicht sinnvoller ist, die Vitamine in ihrer natürlichen Umgebung belassen zu verzehren, denn die Begleitstoffe können eine verstärkende Wirkung auf die Vitamine haben, wie Fachveröffentlichungen belegen. Vitamin C im Sanddorn hat bei geringerer Dosierung eine gleiche Wirkung, da es durch die parallel enthaltenen Flavonoide regeneriert wird. Vitamin C selbst wiederum regeneriert verbrauchtes Vitamin E, so dass die Dosierungen bei voller Wirksamkeit niedrig sein können. Somit ist die Frage letztlich doch eindeutig zu beantworten: Es ist sinnvoller, natürliche Vitamine in natürlicher Umgebung zu bevorzugen. Auf der Packung wird zwar weniger deklariert, aber letztendlich sind diese beiden Substanzen ein schönes Beispiel, daß Weniger oft Mehr ist und das Ganze mehr als die Summe seiner Teile sein kann.

Essenzielle Fettsäuren

Pflanzenfette verdauen Sie viel leichter als tierische Fette.

Der Begriff „Fett" ist die Sammelbezeichnung für eine chemische Gruppe von Substanzen, ein „Öl" ist die nicht immer ganz korrekte Bezeichnung für ein bei Raumtemperatur flüssiges Fett.

Was ist ein Fett?

Fette bestehen aus Glycerin und Fettsäuren. Diese sind wiederum lange Kohlenstoffketten mit zehn bis mehr als

24 Kohlenstoffatomen, die hintereinander angeordnet sind wie die Perlen auf einer Schnur. Die Fettsäuren können ungesättigt oder gesättigt sein. Gesättigte Fettsäuren sind reaktionsträge und haben keine weiteren Bindungsmöglichkeiten.

Tierische Fette sind meist gesättigt.

Was sind ungesättigte Fettsäuren?

Unter ungesättigten Fettsäuren versteht man Fettsäuren, die im Gegensatz zu den gesättigten noch weitere Bindungsmöglichkeiten haben. Gibt es eine Bindungsmöglichkeit, so spricht man von einfach ungesättigten Fettsäuren. Hat die Fettsäure drei oder mehr Bindungsstellen, spricht man von mehrfach ungesättigten Fettsäuren. Diese Bindungsmöglichkeiten führen dazu, dass die Öle, die reich an ungesättigten Fettsäuren sind, wie zum Beispiel Leinöl, Nachtkerzenöl oder auch Sanddorn-Kernöl, leichter ranzig werden, da die Bindungsstellen mit dem Sauerstoff der Luft Verbindungen eingehen und dabei in kürzere Fettsäuren zerfallen, die manchmal übel riechen können, wie zum Beispiel Buttersäure. Man spricht hier auch von Fettoxidation oder Ranzidität.

Warum sind ungesättigte Fettsäuren wertvoll?

Ungesättigte Fettsäuren bestimmen den ernährungsphysiologischen Wert eines Öles oder Fettes. Je mehr ungesättigte Fettsäuren ein Fett oder Öl enthält, desto wertvoller ist es. Pflanzliche Öle enthalten oft einen hohen Anteil an ungesättigten Fettsäuren, tierische Öle mit Ausnahme der Fischöle meist nur gesättigte Fettsäuren, weshalb grundsätzlich pflanzliches Fett in der Ernährung wertvoller ist.

Je ungesättigter ein Fett ist, desto wertvoller ist es für den Körper.

Was sind essenzielle Fettsäuren?

In der Gruppe der ungesättigten Fettsäuren gibt es solche, die der Körper unbedingt für die Aufrechterhaltung seines Stoffwechsels benötigt, selbst jedoch aus anderen Bausstei-

Zu wenig gesättigte Fettsäuren in der Nahrung führen zu Problemen im Zellstoffwechsel.

nen nicht zusammenbauen kann. Diese Fettsäuren müssen durch die Nahrung zugeführt werden. Man bezeichnet sie als essenziell. Ein völliger Verzicht auf Fett – und damit auch auf essenzielle Fettsäuren – bringt auf die Dauer unweigerlich körperliche Probleme mit sich.

Wozu dienen essenzielle Fettsäuren?

Ungesättigte Fettsäuren spielen im Stoffwechsel bei der Energiegewinnung aus der Reaktion von Glucose (Traubenzucker) und Sauerstoff eine große Rolle. Jede einzelne Zelle des Körpers enthält winzig kleine Bestandteile, die Mitochondrien, die ausschließlich für die Energiegewinnung zuständig sind und sozusagen das Kraftwerk der Zelle bilden. Der Brennstoff dieses Kraftwerks ist Glucose.

Krank durch fehlende Fettsäuren

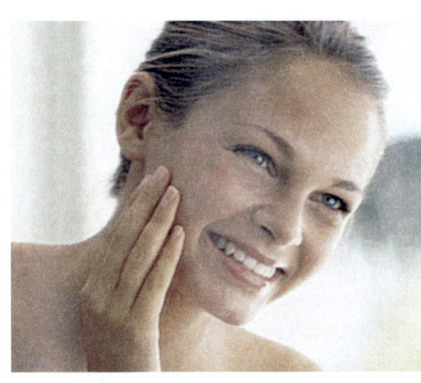

Die Leistung und Effizienz dieses Kraftwerks wird unter anderem bestimmt durch das Vorhandensein von Enzymen. Enzyme sind Eiweißstoffe, die in der Lage sind, andere Bestandteile zu zerlegen und neu zusammenzubauen, also eine Werkzeugfunktion haben. Bei den enzymatischen Umsetzungsreaktionen entsteht im Idealfall Energie, die der Zelle zur Verfügung steht. Für den Aufbau des Enzyms Cytochrom 3A sind essen-

Die Haut ist ein sehr empfindlicher Indikator für Stoffwechselstörungen. Eine gesunde Haut deutet auf einen guten Stoffwechsel hin.

zielle Fettsäuren notwendig. Je weniger sie vorhanden sind, desto weniger Werkzeug steht für die Energiegewinnung der Zelle zur Verfügung. Die essenziellen Fettsäuren sind daneben aber auch Bestandteil von sogenannten Phospholipiden, die die Zellmembranen, also die äußere Haut der Zelle, bilden. Wird der Aufbau von Phospholipiden durch einen Mangel an Baumaterial gestört, entstehen weniger stabile Zell-wände, die naturgemäß anfälliger sind. Diese Beobachtung macht man sich in der Therapie der Neurodermitis zu Nutze, indem man Nachtkerzenöl gibt.

Nachtkerzenöl enthält viel Linolensäure. Damit wird die Synthese von Phospholipiden gefördert, der Effekt ist bei vielen Patienten eine spürbare Verbesserung der Hautbeschaffenheit mit deutlich verringertem Juckreiz.
Die oft genannten Omega-3-Fettsäuren spielen bei der Vorbeugung der Arteriosklerose eine große Rolle.

Omega-3-Fettsäuren kommen auch im Tierreich vor.

Mangelerscheinungen:

Bei einer Ratte als Versuchsmodell führte ein Mangel, hervorgerufen durch völlig fettfreie Ernährung, zu Störungen im Wasserhaushalt, zu Sterilität und schließlich zum Tod.
Beim Menschen wurden solche Wirkungen noch nicht beobachtet, bei nahezu fettfreier Ernährung ist jedoch häufig eine sehr trockene Haut mit vorzeitiger Faltenbildung und eine deutliche Zunahme der Hautempfindlichkeit gegenüber äußeren Einflüssen zu beobachten.

Tagesbedarf :

Die Deutsche Gesellschaft für Ernährungswissenschaften DGE empfiehlt, 2,5% des täglichen Energiebedarfes durch ungesättigte Fettsäuren zu decken. Das entspräche einer Menge von etwa 2-4 g.

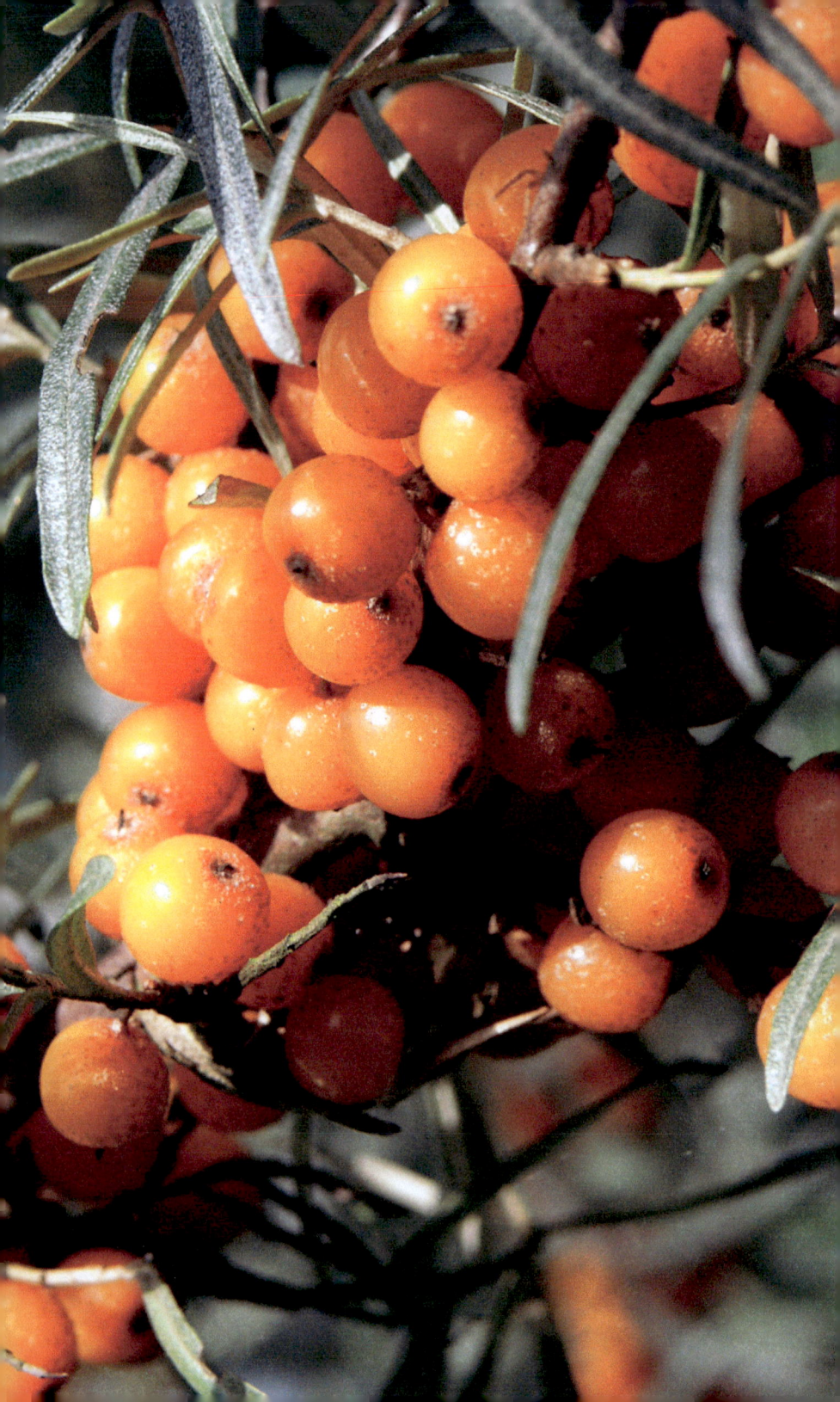

Die Wirkung des Sanddorns

Volksmedizinische Anwendung

Volksmedizinisch wird der Sanddorn schon seit Menschengedenken eingesetzt, sowohl beim Menschen als auch beim Tier. Die volksmedizinische Anwendung bei Skorbut, der Vitamin-C-Mangelerscheinung vergangener Zeiten, außerdem bei Rheumatismus, Verbrennungen, Erfrierungen, Ekzemen und vielfältigen Hauterkrankungen, Hautläsionen, bei Obstipation, bei Haarausfall (Alopezie) sind schon seit Jahrhunderten üblich. Ebenfalls hat es eine Wirkung bei Geschwüren des Magen-Darm-Traktes. Die Blätter und Sprösslinge werden bei Kolitis angewendet.

Die Griechen verwendeten Sanddornblätter als Mittel zur Konstitutionsverbesserung bei Pferden. Der Effekt schöneren Felles wurde auch in Frankreich an Schafen beobachtet, deren Wolle nach Verabreichung von Sanddornblättern glänzender wurde.

Die Bader des Mittelalters setzten die Blätter aufgrund des Gerbstoffgehaltes zur Blutstillung ein.

Volksmedizinisch wird in Russland Sanddornpulver oder Sanddornöl in Kombination mit Mumijo als Potenzmittel eingesetzt.

Der Sanddorn ist eine vielseitig anwendbare Heilpflanze. Blätter, Keime, und vor allem die Früchte wurden verwendet.

Pferde, die mit Sanddornblättern gefüttert werden, bekommen ein glänzendes Fell.

Experimentell gesicherte Anwendungen

In Russland und auch in Skandinavien gibt es umfangreiche Forschungen zu den Wirkungen des Sanddornöls. Interessant dabei ist, dass viele volksmedizinische Anwendungen tatsächlich ihre Bestätigung durch Aufklärung der Wirkmechanismen finden.

Als wissenschaftlich gesichert können folgende Eigenschaften angesehen werden:

Die Wirkungen des
Sanddorns wurden
intensiv untersucht.

- Sanddornöl fördert die Granulation, die Epithelisierung und damit die Wundheilung
- Sanddornöl wirkt entzündungshemmend und dadurch auch schmerzstillend
- Sanddornöl wirkt bei Magenschleimhautentzündungen und Magengeschwüren
- Sanddornöl wirkt konstitutionsverbessernd und versorgt den Körper mit Vitaminen
- Sanddornöl hat eine strahlungsschützende Wirkung.

Somit ergeben sich folgende Anwendungsgebiete für das Sanddornöl:

Hauptanwendungs-
gebiet für das
Sanddornöl liegt
im Bereich Haut-
Schleimhaut.

- zur vorbeugenden Behandlung und zur Therapie von Schäden, besonders des Kehlkopfes und der Speiseröhre, im Zuge einer Strahlentherapie
- zur Behandlung des Sonnenbrandes und anderer Verbrennungen ersten und zweiten Grades
- das gefürchtete Wundliegen kann behandelt werden (Dekubitusprophylaxe und -therapie)
- Versorgung faulender Wunden mit abgestorbenen Wundrändern nach vorheriger antibiotischer Vorbehandlung
- Neurodermitis
- bei Schädigungen und Verletzungen der Mundschleimhaut, des Genital- und des Analbereiches
- in sterilisierter Form in den Muskel gespritzt bei phlegmonöser Akne, kombiniert mit 5%igen Salben
- intern bei Magenschleimhaut- und Darmschleimhautentzündungen
- bei Geschwüren des Magens und des Zwölffingerdarmes
- bei Erfrierungen

- bei Ekzemen und vielfältigen Hauterkrankungen, Hautläsionen
- bei Kolpitis (Scheidenentzündung), Anwendung als Zäpfchen
- bei Endocervicitis (Gebärmutterschleimhautentzündung)
- bei Erosionen des Gebärmutterhalses.

Die den obigen Aussagen zugrunde liegenden Literaturstellen unterscheiden nicht zwischen Fruchtfleisch-, Kern- und Tresterölen.

Die Wirkungen des Öles auf die Haut dürften unter anderem auf den hohen Anteil ungesättigter Fettsäuren zurückzuführen zu sein. Besonders der Gehalt an physiologisch aktiven dreifach ungesättigten Fettsäuren, die in der Therapie der atopischen Dermatitis und Neurodermitis anerkannten Eingang gefunden haben, spricht für die Wirksamkeit des Öls. Die gute Hautverträglichkeit wird zurückgeführt auf den Gehalt an Palmitoleinsäure, einer Substanz, die im natürlichen Hautfett vorkommt. Unterstützende Faktoren sind die ebenfalls als dermatologische Wirkstoffe bekannten Tocopherole (Vitamin E) und Carotinoide.

Bei Neurodermitis zeigt das Sanddornöl – vor allem das Kernöl- eine gute Wirkung!

Leider hat sich in der Bundesrepublik Deutschland das Sanddornöl als Therapiealternative noch nicht den Platz erobert, der ihm zustünde. Über lang über kurz wird sich Sanddorn als Heilpflanze und das Öl als Therapeutikum etablieren, da durch die Zuwanderung aus Osteuropa auch der dort heimische Arzneischatz mitgebracht wurde. Als Kosmetikrohstoff hat es sich jedoch schon eine Marktnische geschaffen. Möglicherweise wird die Anwendung breiteren Bevölkerungsschichten bekannt, wenn die Summe wissenschaftlicher Erkenntnisse aus dem Bereich der Carotinoide wächst.

Die Anwendungen des Sanddorns von A-Z

Wenn Sie sich bei der Anwendung nicht sicher sind, fragen Sie Ihren Arzt oder Apotheker!

Die in diesem Abschnitt beschriebenen Anwendungen mit Sanddornöl beziehen sich, wenn nicht anders vermerkt, auf Sanddorn-Fruchtfleischöl. Man kann natürlich auch alternativ Sanddorn-Tresteröl verwenden, dieses hat jedoch meist nicht die Wirkung des Fruchtfleischöles.

INFO:

Die im folgenden beschriebenen Anwendungen basieren auf Lehrbuchaussagen zentralasiatischer Fachbuch-Autoren.

ABER: Die Behandlung im Rahmen einer Selbstmedikation kann immer nur ergänzend sein oder sich auf Befindlichkeitsstörungen beziehen. Schwerwiegende Erkrankungen bedürfen in jedem Fall einer ärztlicher Behandlung.

Abschürfungen

Kleine Wunden heilen mit Sanddorn schnell!

Mechanische Hautabschürfungen lassen sich gut mit Sanddornöl behandeln. Reinigen Sie die Abschürfung mit lauwarmen Wasser. Sollte eine Verschmutzung in die Wunde gelangt sein, empfiehlt sich eine örtliche Desinfektion mit einer Polyvidon-Jod-Salbe aus der Apotheke. Danach kann man mehrmals täglich 1-2 Tropfen Sanddornöl auf die Wunde tropfen und mit einem Papier-Taschentuch betupfen. Vorsicht: Sanddornöl färbt. Es zieht jedoch rasch ein.

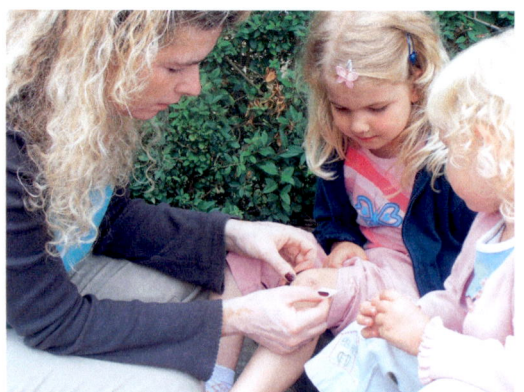

Abwehrschwäche

In Asien wird Sanddornöl als Stärkungsmittel seit Jahrhunderten angewendet. Infektanfällige Personen nehmen 1-2 Teelöffel Sanddornöl pro Tag. Sanddornöl beeinflusst das Immunsystem durch seinen hohen Vitamingehalt. Es ist empfehlenswert, diese Therapie durch zusätzliche Gabe von 1-2 Kapseln Sanddornfruchtpulver (nicht Tresterpulver!) zu ergänzen, da hierdurch zusätzlich Vitamin C in hoher Dosierung zugeführt wird.

Sanddornöl stärkt die Abwehr von Infekten.

INFO:

Achten Sie auf die Qualität von Sanddorn-Fruchtpulver: Es gibt Sanddorn-Fruchtpulver und Sanddorn-Tresterpulver. Beide werden umgangssprachlich als Sanddornpulver bezeichnet. Das Tresterpulver ist der zurückbleibende Presskuchen nach der Saftgewinnung und als minderwertig anzusehen, da wesentliche Teile der Vitamine fehlen. Die minderwertigste Qualität ist der Trester-Rückstand nach der Saft- und Ölgewinnung. Dieser Rückstand dient als Viehfutter.
Vollwertiges Sanddorn-Fruchtpulver wird aus vollreifen Früchten durch Trocknung und anschließender Vermahlung gewonnen und enthält so den vollen Wirkstoffgehalt, ist allerdings in der Regel auch teurer. Die Aussagen dieses Buches beziehen sich immer auf das hochwertige Fruchtpulver.

Abszess

Ein Abszess ist eine örtliche, meist sehr schmerzhafte Entzündung, die durch eine Eitereinkapselung begleitet wird. Ursache sind bakterielle Infekte durch Staphylo- oder Streptokokken, gelegentlich auch durch Coli-Bakterien. Es empfiehlt sich die Anwendung einer Zugsalbe (Apotheke) und die anschließende Nachbehandlung mit einer 5%igen Sanddorn-Fettcreme oder reinem Sanddornöl, womit sich die Entzündung gut bekämpfen läßt. Man streicht die

Die entzündungshemmende Wirkung unterstützt den Heilungsprozeß beim Abzeß.

Creme oder das Öl vorsichtig mehrmals täglich dünn auf die betroffene Stelle.

Akne

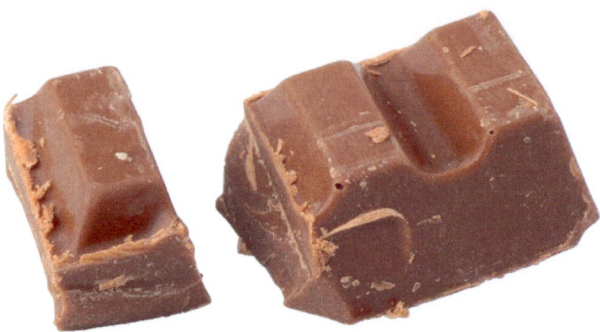

Teenager und Schokolade.

Akne ist eine Hauterkrankung, bedingt durch eine Verhornungsstörung der Talgdrüsenausgänge mit anschließender bakterieller Infektion. Sie tritt in der Pubertät während der Phase hormoneller Entwicklung auf. Sie kann bei Hormonstörungen grundsätzlich auch im Erwachsenenalter auftreten. Traurige Bekanntheit erreichte die Erwachsenen-Akne bei Leistungssportlerinnen, die sehr oft an einer Akne als Nebenwirkung einer muskelaufbauenden Behandlung mit Hormonen („Doping") leiden. Der Verlauf einer Akne im Pubertätsalter ist sehr abhängig von der Art der Ernährung. Sehr fetthaltige Nahrung, wie zum Beispiel Schokolade oder Mayonnaise, sollte genauso vermieden werden wie der Genuss von Schweinefleisch. In der russischen Fachliteratur wurde die Kombination von in den Gesäßmuskel gespritztem, sterilisiertem Sanddornöl und einer 5%igen Sanddornsalbe zur äußerlichen Behandlung beschrieben. Diese Behandlung ist in Deutschland jedoch unüblich.

Die Entwicklung einer Akne ist sehr stark abhängig von der Ernährung.

ACHTUNG:

Die Behandlung einer Akne sollte immer durch einen Arzt erfolgen, da bei unsachgemäßer Selbstmedikation bleibende Hautvernarbungen zurückbleiben können.

Antriebsschwäche

Einer Antriebsschwäche, gekennzeichnet durch leichte Ermüdbarkeit, leichte Gereiztheit und das subjektive Gefühl „alles nicht mehr zu schaffen", können verschiedene Ursachen zugrunde liegen. Schlechte Ernährung, berufliche und familiäre Überanstrengung, aber auch Hormonstörungen in den Wechseljahren sowie Rauchen wirken wie ein „Vitaminfresser". In Russland schätzt man das Sanddornöl zur Verbesserung der physischen Verfassung, der oft auch eine psychische Stabilisierung folgt.

Pro Tag ein Teelöffel Sanddornöl versorgt den Körper mit der nötigen Menge an natürlichem Vitamin E und ß-Carotin, der Vorstufe zum Vitamin A. Die Wirkung kann noch verbessert werden, wenn zusätzlich 2 Kapseln oder 1 Kaffeelöffel Sanddornfruchtpulver genommen werden.

Sanddornöl bessert die physische Verfassung.

Aphten

Aphten sind eitrige kleine Entzündungen in der Mundschleimhaut. Sie werden oft hervorgerufen durch Bissverletzungen während des Kauens, die sich dann entzünden.

Behandeln kann man sie, indem man einige Tropfen Sanddorn-Fruchtfleischöl in den Mund tropft und den Mund damit spült. Es ist wichtig, das Öl einige Zeit im Mund zu behalten, damit es seine Wirkung voll entfalten kann. Aphten können aber auch an den äußeren Geschlechtsorganen auftreten. Hier besteht die Behandlungsmöglichkeit in ähnlicher Weise, in dem man auf die betroffenen Hautstellen Sanddornöl pur aufträgt und vorsichtig einreibt. Die alternative Verwendung von 5%iger Sanddornsalbe ist natürlich auch möglich.

Auf die Mundschleimhaut aufgetragen wirkt Sanddornöl schnell und zuverlässig.

Arteriosklerose

Volksmedizinisch wird Sanddorn-Fruchtfleischöl in der Mongolei und in China seit langer Zeit zur unterstützenden Behandlung von Gefäßleiden im weitesten Sinne eingesetzt. Neuere westliche Studien stellen einen Zusammenhang her

zwischen der Arteriosklerose und dem Fehlen dreier Stoffe, nämlich der Folsäure und den Vitaminen B6 und B12. Deren Kombination hat einen entscheidenden Einfluss auf die Bildung neuer, gefäßwandstabilisierender Collagen-Fasern, die eine Voraussetzung für die Vorbeugung gegen Arteriosklerose sind. In höheren Dosierungen regen die drei Stoffe die Umsetzung der Aminosäure Methionin zu Cystein an. Bei einem Mangel an Folsäure, Vitamin B6 und B12 entsteht der gefürchtete Risikofaktor Homocystein.
Täglich 1 Teelöffel Sanddornöl leistet eine Beitrag zur Vorbeugung der Arteriosklerose.

Folsäure + Vitamin B6+Vitamin B12 beugen der Arteriosklerose vor, indem die Bildung von gefährlichem Homocystein verhindert wird.

Asthma

Volksmedizinisch wird Sanddorn-Fruchtfleischöl bei allergisch bedingtem Asthma eingesetzt und kann eine unterstützende Wirkung aufgrund der Stimulation des unspezifischen Immunsystems haben. Die wissenschaftliche Datenlage teilt diese Anwendung jedoch nicht, sie soll nur der Vollständigkeit halber im Rahmen der volksmedizinischen Anwendungen genannt werden.
Ärztliche Behandlung ist zwingend notwendig!

Ausfluss

Ein Ausfluss aus dem weiblichen Genitalbereich durch vermehrte Sekretbildung entsteht meist durch mechanische Reizungen, wie durch die Verwendung eines Pessars oder in Folge einer übertriebenen Genitalhygiene durch Scheidenspülungen, aber auch bei Infektionen durch Bakterien und Pilze. Sehr häufig tritt dieser Ausfluss nach antibiotischer Therapie auf, denn Antibiotika unterscheiden nicht zwischen „guten" und „schlechten" Keimen: Sie töten die unerwünschten wie die erwünschten Keime ab und stören dadurch die ausgewogene Vaginalflora. Gerät diese Flora ins Ungleichgewicht, haben Pilze einen idealen Nährboden – es kommt zu Infektionen und in deren Folge zum Ausfluss. Ein mit Sanddorn-Fruchtfleischöl getränkter Tampon können hier Abhilfe leisten. Kommt

Pilzinfekte treten oft nach der Einnahme von Antibiotika auf. Mit Sanddornöl-Tampons kann Linderung verschafft werden. Klingen die Beschwerden nach Tagen nicht ab, muß ein Arzt konsultiert werden.

es nicht binnen Tagen zu einer deutlichen Verringerung der Symptomatik, sollte ein Arzt konsultiert werden.

Bronchitis

Eine Bronchitis ist eine akute Entzündung der Atemwege aufgrund einer viralen oder bakteriellen Infektion. Charakteristisch ist ein starker Husten, der zu Auswurf führt, aber auch in den ersten Tagen des Infektes ganz trocken sein kann.

Bronchitis, vor allem lang anhaltender trockener Husten bedarf ärztlicher Beobachtung!

Eine Bronchitis ist auf jeden Fall behandlungsbedürftig, weil das Risiko besteht, dass sie chronisch wird und in Asthma übergehen kann. Die Therapie der Bronchitis kann mit Sanddorn-Fruchtfleischöl sehr sinnvoll unterstützt werden, da das Öl die Immunabwehr stärkt. Pro Tag 1-2 Teelöffel Sanddornöl und 1 Kaffeelöffel Sanddornfruchtpulver stärken die Abwehr erheblich.

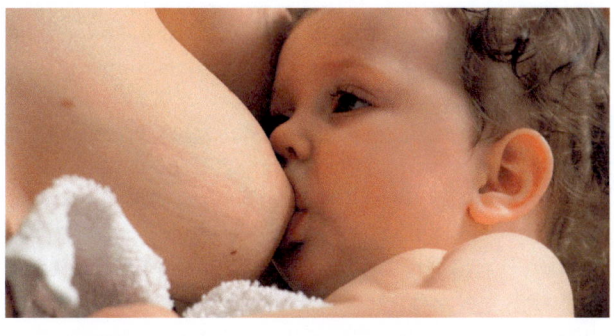

Stillen stärkt das kindliche Immunsystem.

Brustdrüsenentzündung

Während des Stillens kommt es häufig zu einer sehr schmerzhaften Entzündung der Brustwarzen und der in die Brust hineinreichenden Milchdrüsenkanäle. Eine gute entzündungshemmende und wundheilende Behandlungsmethode ist die vorsichtige Einreibung mit reinem Sanddorn-Fruchtfleischöl, das für den Säugling völlig unschädlich ist. Die betroffene Brustwarze mehrmals täglich mit reinem Sanddornöl einreiben und danach mit einer Stilleinlage

Brustdrüsenentzündungen kann man gut mit Sanddornfruchtfleischöl behandeln, es ist auch für das Kind gesund.

67

abdecken. Man kann zur Pflege der Brustdrüsen auch ein Hautpflegeöl mit Sanddorn verwenden (siehe Hautpflege, Hautpflegeöl 1). Es ist in der Apotheke erhältlich.

Hautpflegeöl 1 enthält Mandelöl und Sanddornöl.

Druckstellen unter Zahnprothesen

Druckstellen unter Zahnprothesen entstehen in aller Regel durch eine natürliche Veränderung des Kieferknochens, der sich die Prothese als künstliches Produkt nicht anpassen kann. Behandeln kann man die Druckstellen, indem man einige Tropfen Sanddornöl in den Mund tropft und die Druckstellen vorsichtig mit dem Finger einreibt. Es ist auch hier wichtig, das Öl einige Zeit im Mund zu behalten, damit es seine Wirkung voll entfalten kann.

Ekzem

Ein Ekzem ist eine weit verbreitete Hauterkrankung unterschiedlicher Ursache. Die Neigung zu Ekzemen ist sehr oft erblich bedingt. Das Ekzem ist eine Reaktion der Haut auf z.B. Reizstoffe von außen, wie Seifen, Waschrohstoffe oder Chemikalien, kann aber auch durch UV-Licht hervorgerufen werden oder durch einen schlechten Allgemeinzustand. Es kann aber auch eine Reaktion auf Reizstoffe von innen sein, wie auf bestimmte Nahrungsbestandteile, Zitrusfrüchte, Eiweißstoffe aus Getreide oder tierischen Ursprungs und anderes mehr. Die Ursachen für ein Ekzem können komplex sein, sehr oft spielt auch die seelische Verfassung eine nicht zu unterschätzende Rolle. Begleitet wird ein Ekzem von einer Hautrötung und einem mehr oder weniger stark ausgeprägtem Hautjucken.

Umweltreize belasten die empfindliche Haut. Es bildet sich ein Ekzem.

Gelegentlich neigen die betroffenen Hautstellen zum Nässen. Besonders in der Nacht lindern reines Sanddorn-Kernöl, aber auch -Fruchtfleischöl oder -Tresteröl die Beschwerden. Das Ekzem kann mit reinem Öl betupft werden und sollte aufgrund der Färbung (nicht beim Kernöl!) etwas abgedeckt werden, bis das Öl eingezogen ist. Der Handel hält auch Sanddorn-Salben und Sanddorn-Cremes

Vorsicht bei äußerer Anwendung: Sanddornöl färbt!

bereit, die durchweg Fruchtfleischöl enthalten. Es ist darauf zu achten, dass der Gehalt der Salben mindestens 5% beträgt. Die Farbe sollte deutlich orange sein (wie eine Apfelsine). Ist sie gelb oder gar weiß, liegt der Gehalt unter 0,5%. Diese Angabe gilt nicht für Kernöl, da es nahezu farblos ist (siehe auch Absatz Hautjucken) .

Eine wirksame Sanddornsalbe enthält mindestens 5% Sanddornöl.

INFO:

Salben enthalten in der Regel fetthaltigere Grundlagen, die zum Schmieren neigen.
Cremes enthalten wasserhaltige Grundlagen, die zwar besser einziehen, aber oft nicht so gut pflegen.

Erfrierungen

Eine Erfrierung ist ein Gewebsschaden, hervorgerufen durch starke Unterkühlung eines Körperteils. Besonders betroffen sind hiervon naturgemäß Zehen, Finger, Ohren und die Nase. Die betroffenen Körperteile werden nur noch spärlich oder gar nicht mehr durchblutet. Es kommt zu einer Unterbrechung der Sauerstoffversorgung, zu erkennen an der Blaufärbung. Anschließend werden die Körperteile durch die Blutleere weiß, meist auch gefühllos. Eine andauernde Unterversorgung mit Sauerstoff führt dann zum Zelltod.

Eine leichte Erfrierung sollte nicht mit Wärme behandelt werden, da dies zu schmerzhaften Erscheinungen führt. Es wird empfohlen, die betroffenen Körperteile bei Zimmertemperatur langsam „auftauen" zu lassen und diese, sofern keine offenen Stellen zu erkennen sind, sanft zu massieren, um die Blutzirkulation anzuregen und mit einigen Tropfen Sanddornöl einzureiben. Haben sich offene Stellen gebildet, sollten diese mit einer antibiotischen Salbe vorbehandelt werden, um einen Infekt zu vermeiden.

Erfrierungen nicht mit Wärme behandeln. Nur sanft massieren, um die unterbrochene Blutzirkulation anzuregen.

Erkältungen

(siehe auch Abwehrschwäche)

Eine Erkältung ist eine Viruserkrankung, nicht die Folge einer Unterkühlung. Sie wird übertragen durch Tröpfchen- infektion. Ein schwa- ches Immunsystem wird durch täglich 1 TL Sanddornöl gestärkt.

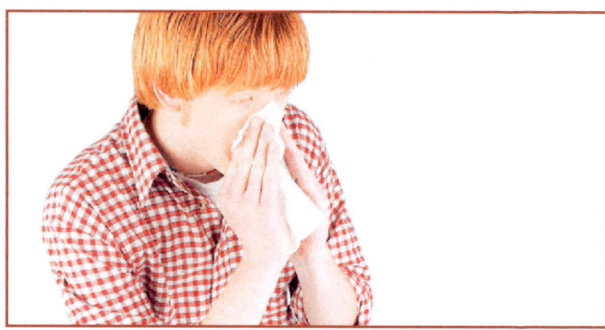

Infektanfällige Personen nehmen 1-2 Teelöffel Sanddornöl pro Tag. Sanddornöl beeinflusst das Immunsystem durch seinen hohen Vitamingehalt. Es ist empfehlenswert, diese Therapie durch zusätzliche Gabe von 1-2 Kapseln Sand- dornfruchtpulver (nicht Tresterpulver!) zu ergänzen, da hierdurch zusätzlich Vitamin C in hoher Dosierung zu- geführt wird.

TIPP:

Achten Sie darauf, nur echtes Sanddorn-Fruchtpulver zu nehmen, denn nur dieses enthält den vollen Vitamin-C- Gehalt der Beeren!

Mit Sanddornöl heilen die wunden Nasenränder schneller ab. Betupfen Sie die wunden Stellen mehrmals täglich vorsichtig mit 1-2 Tropfen Sanddornöl.

Gerstenkorn

Ein Gerstenkorn stellt eine schmerzhafte Hautentzündung dar, die am Augenlid lokalisiert ist und Folge einer Entzün- dung einer Talg- oder Schweißdrüse ist. Es hat in seinem Erscheinungsbild Ähnlichkeit mit einem Furunkel oder Karbunkel, wobei hier eine Entzündung eines Haarbalges vorliegt. Das Sanddornöl hilft durch seine entzündungshemmende und wundheilende Wirkung. Mehrmals täglich das Gerstenkorn vorsichtig mit reinem Sanddornöl betupfen.

Gynäkologische Erkrankungen

In der russischen Fachliteratur nimmt die Behandlung von Gebärmutterhalserosionen und Cervicitis einen größeren Raum ein. Hervorgerufen durch Risse, Narben und auch Infektionen stellen sie eine von Ausfluss begleitete Beeinträchtigung des Befindens dar. In China wurde ein groß angelegter klinischer Test durchgeführt, der die Wirksamkeit eines Sanddornöl enthaltenden Produktes bestätigt hat. Bei der Scheidenentzündung (Kolpitis), einer durch Infektionen hervorgerufenen Erkrankung, kann reines Sanddornöl verwendet werden wie im Kapitel Ausfluss beschrieben. Empfehlenswerter ist die Anwendung von speziell hergestellten Vaginalzäpfchen. Die Behandlungsdauer beträgt hier 12 Tage, die übliche Dosierung beträgt 1 Zäpfchen täglich.

Bei gynäkologischen Erkrankungen sollte zur Sicherheit immer ärztlicher Rat eingeholt werden.

Vaginalspülungen sind umständlich und hygienisch nicht immer einwandfrei. Speziell hergestellte Sanddorn-Vaginalzäpfchen sind einfach in der Anwendung.

Hautjucken

Hautjucken kann verschiedene Ursachen haben. Die Haut ist das größte Körperorgan und gilt als Spiegel der Stoffwechsellage des Körpers. Ursachen für Hautjucken kann im einfachsten Fall trockene Haut sein, die meist faltig und runzelig erscheint. Hervorgerufen wird trockene Haut z.B. durch erbliche Veranlagung oder allergische Erscheinungen, aber auch durch Umweltreizungen wie eine zu trockene Umgebung, die in klimatisierten Räumen entstehen kann. Intensiver Gebrauch von Waschmitteln oder zu häufiges Duschen kann ebenso zu Hautjucken führen wie eine zu geringe Flüssigkeitsaufnahme. Trockene Haut ist sehr oft eine Vorstufe zu Neurodermitis oder zu Ekzemen (siehe dort).
Sofern das Hautjucken nur auf eine trockene Haut zurückzuführen ist, kann man sehr gut durch Hautpflegecremes oder Körperlotionen helfen. Sie sollten besonders nach

Juckenden Haut ist eine sehr lästige Befindlichkeitsstörung, die verschiedene Ursachen haben kann, z.B. Allergien, Neigung zur trockenen Haut, Veränderungen im Stoffwechsel, Umweltreizungen.

71

dem Duschen oder Baden angewendet werden. Es gibt entsprechende sanddornölhaltige Pflegeprodukte. Daneben kann man auch seine eigene Lotion durch die Zugabe von 1-2% Sanddornöl aufwerten. Die Lotion nimmt dann eine leicht orange Färbung an. Für die stark beanspruchten Handpartien gibt es spezielle Sanddorn-Handcremes.

Die Haut ist das größte Organ des Körpers. Eine gut gepflegte Haut sieht rosig und gesund aus.

Hautpflege

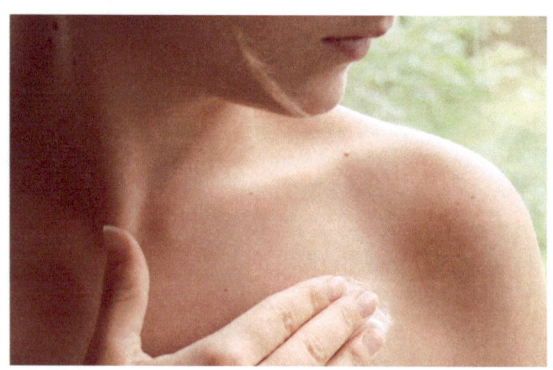

Es gibt mittlerweile eine große Vielzahl an Sanddorn-Pflegeprodukten auf dem Markt. Einige haben ausschließlich dekorative Funktion und enthalten Sanddorn nur, um sich von anderen Mitbewerbern abzugrenzen. Einige Kosmetiklinien verfolgen aber auch kurative Zwecke, auch wenn dieses aus rechtlichen Gründen nicht immer genannt wird, weil bei Heilaussagen der Gesetzgeber verlangt, diese mit einem

Wirkungsnachweis zu belegen, der mit hohen Kosten für die Hersteller verbunden ist. Der Gehalt an Sanddornöl ist ausschlaggebend für den Zweck des Kosmetikums.

Hautöl 1:

Zutaten: ca. 100 ml Mandelöl, 3 ml Sanddornöl.

Zubereitung: Mischen Sie einfach das Sanddornöl unter das Mandelöl. Das Körperöl eignet sich hervorragend zur Vorbeugung von Schwangerschaftsstreifen und zur Nabelpflege, ist aber nur begrenzt haltbar, da Mandelöl schnell ranzig wird. Preiswertere Ölgrundlagen wären das Distelöl (Safloröl) oder das Sonnenblumenöl, das von der Pflegewirkung her allerdings nicht entfernt an die des Mandelöls heranreicht.

Hautöl 1: gegen Schwangerschaftsstreifen und zur Nabelpflege, auch bei Brustdrüsenentzündung.

Hautöl 2:

Hautöl 2 pflegt mit Jojobaöl. Es muß über 12°C gelagert werden, sonst wird es fest.

Zutaten: ca. 100 ml Jojobaöl, 3 ml Sanddornöl.

Zubereitung: Mischen Sie einfach das Sanddornöl unter das Jojobaöl. Auch dieses Körperöl eignet sich hervorragend zur Vorbeugung von Schwangerschaftsstreifen und zur Nabelpflege und ist länger haltbar. Lagern sie das Öl bitte oberhalb von 12° C, da sowohl Jojoba- als auch Sanddornöl unterhalb von ca. 12° C fest werden. Sollte es einmal fest geworden sein, lassen sie es einfach eine Weile auf der Heizung stehen, bis es wieder flüssig wird.

INFO:

Jojobaöl ist im eigentlichen Sinne kein Öl (= Fett, chemisch: Glycerinfettsäureester) sondern ein flüssiges Wachs. Das verleiht ihm besondere Pflegeeigenschaften und eine längere Haltbarkeit.

Für die „Selbermacher" von Kosmetika drei Rezepte aus „Hobbythek: Cremes und sanfte Seifen", ISBN: 3-8025-6168-6. Substanzen sind bei Spinnrad kosmetische-Rohstoffe.de oder Amazon beziehbar.

Tagescremes sind feuchtigkeits-spendend. Die behandelten Haut-partien quellen durch das Wasser auf und werden straffer.

Tagescreme für trockene Haut:

2,5g	Tegomuls
7 g	Distelöl
0,5g	Sanddornöl
20g	destilliertes Wasser
3-6 Tr.	Heliozimt- oder Paraben (Konservierer)

Nachtcremes sind meist etwas fettiger.

Nachtcreme:

2,5g	Tegomuls
7 g	Avocadoöl
0,5g	Sanddornöl
20g	destilliertes Wasser
10 Tr.	Aloe-Vera 10-fach
10 Tr.	Bisabolol
3-6 Tr.	Heliozimt- oder Paraben (Konservierer)

Körperlotion:

100g	Wasser
14g	Rewoderm LI
4g	Sanfteen
20g	Glycintensid
60g	Betain HT
8 Tr.	Bisabolol
20 Tr.	D-Panthenol
1g	Sanddornöl
3-6 Tr.	Heliozimt- oder Paraben (Konservierer)

Diese Rezeptur ist laut Hobbythek besonders für Menschen mit fettiger Haut geeignet, die zu Akne neigt.

Herpes

Eine Herpes-Infektion ist eine lokale Infektion mit Herpes-Viren, die sich in den Nervenknoten (Ganglionen) festgesetzt haben und gelegentlich umliegendes Gewebe angreifen. Besonders häufig treten Herpes-Infektionen dann auf, wenn das Immunsystem geschwächt ist, zum Beispiel bei Infekten, aber auch bei seelischen Problemen und Stress-situationen.

Hier wirkt Sanddornöl doppelt: Innerlich angewendet stabilisiert es das Immunsystem (siehe Erkältungen), äußerlich hilft es, indem es die Wundheilung erheblich beschleunigt.

Sanddorn wirkt doppelt: Es stärkt das Immunsystem von innen und wirkt äußerlich aufgetragen wundheilend.

Magenschleimhautentzündung, Magengeschwüre

Die Entzündung der Magenschleimhaut ist die häufigste Magenerkrankung. Wird Sie chronisch, entsteht ein Magengeschwür. Magenschleimhautentzündungen sind ein klassisches Anwendungsgebiet für Sanddornöl. Magen-schleimhautentzündungen entstehen oft in Folge von Stresssituationen, die „auf den Magen schlagen", wie der Volksmund zutreffend sagt. Begleitet wird die Magen-schleimhautentzündung oft durch einen Infekt mit dem Bakterium Helicobacter pylori, das die Magenschleimhaut angreift. Es kommt zu lokalen Entzündungen durch die

Die Hektik des modernen Lebens hat seinen Preis: Eine Magenschleim-hautentzündung.

ätzende Magensäure. Unbehandelt entwickelt sich daraus oft ein Magengeschwür.

Erstbehandlung immer durch den Arzt!

Vermeiden kann man diese Krankheit nur, wenn man seine Stresssymphomatiken in den Griff bekommt, oft ist eine Erstbehandlung durch den Arzt mit Antibiotika und Magensäurehemmern notwendig. Im Anschluss an diese Behandlung kann man sehr gut vorbeugen durch die mehrmals tägliche Gabe von 1 Teelöffel Sanddornöl, idealerweise auf leerem Magen oder zwischen den Mahlzeiten. Die entzündungshemmende und wundheilende Wirkung des Sanddorns bei Magenerkrankungen wurde in russischen Studien bereits Anfang der 70er Jahre nachgewiesen.

Mundbläschen

Zur Behandlung siehe Aphten.

Mundschleimhautentzündung

Zur Behandlung siehe Aphten.

Mund und Rachen

Zur Behandlung siehe Aphten, zur Nachbehandlung von Schleimhautschäden durch Strahlung siehe Verbrennungen, Wunden, Strahlentherapie

Neurodermitis

Die Neurodermitis ist eine allergische Reaktion, bei der es eine überschießende Reaktion des Immunsystems hauptsächlich auf Nahrungsbestandteile, aber auch auf andere Stoffe gibt. Die Haut des Neurodermitikers ist von trockener Erscheinung, der Juckreiz, hervorgerufen durch die Histaminausschüttung, ein quälendes Martyrium für die Betroffenen, in den meisten Fällen sind es Kinder. Die Neurodermitis ist sehr abhängig von der persönlichen körperlichen und seelischen Verfassung der Betroffenen und kann auch eine Reaktion auf Ungleichgewichte sein.

Neurodermits und der damit verbundene Juckreiz ist ein quälendes Martyrium.

Eine einheitliche Therapie gibt es nicht, jeder Betroffene

reagiert anders. Unterstützend bei der Wundheilung kann das ungesättigte Sanddorn-Kernöl wirken, Sanddorn-Fruchtfleischöl hat die gleiche Wirkung aufgrund seines Gehaltes an C16-Palmitoleinsäure, einer Substanz, die auch im Hautfett vorkommt und nur im Sanddornöl enthalten ist. Innerlich kann Sanddornöl als Ölkomponente bei der Speisezubereitung ergänzend eingesetzt werden.

Sanddornkernöl und Sanddornfruchtfleischöl verbessern die Hauterscheinungen bei Neurodermitis.

Pickel

Zur Behandlung s. Akne.

Rissige Haut

Eine rissige Haut entsteht oft an Stellen starker mechanischer Belastung. Hier reagiert die Haut mit starker Verhornung. Trocknet diese Verhornung ein, neigt sie zu Rissen, die unangenehm sind und oft schlecht abheilen. Sanddornöl pur leistet hier wertvolle Dienste, indem es die Hornhaut geschmeidig macht und hilft, die Risse zu heilen. Interessant ist auch die Kombination mit Hornhautbalsam, der aufweichend wirkt und zur Wundheilung beiträgt.

Säuglingspflege

Die Säuglingspflege erfordert idealerweise reizlose oder zumindest reizarme Produkte, die die junge Haut nicht belasten. Kritische Punkte sind die Pflege im Windelbereich und die Hautpflege als Schutz vor Austrocknung.

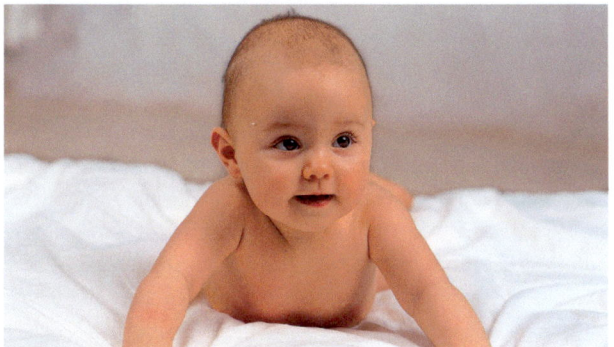

Die Säuglingshaut ist besonders empfindlich und benötigt reizarme Produkte.

77

Die empfindliche Haut am After des Säuglings reagiert leicht auf gewisse Nahrungsmittel, manchmal auch auf Wasch- oder Pflegemittel mit einer Hautrötung. Der wunde Kinderpopo kann nach Reinigung mit einer Sanddorn-Babycreme wirksam geheilt und geschützt werden. Alternativ kann auch reines Sanddornöl verwendet werden. Die Hautöle 1 und 2 (siehe „Hautpflege") leisten ebenfalls gute Dienste.

Das feucht-warme Windel-Millieu ist eine ideale Brutstätte für Pilze.

Im feucht-warmen Windel-Milieu finden Pilze ideale Wachstumsbedingungen und setzen sich gerne in den Hautfalten fest. Hier sollte zuerst mit einer Nystatin-haltigen Creme gegen Pilze aus der Apotheke behandelt werden. Parallel kann mit Sanddornöl behandelt werden, indem man beides mischt. Nebenbei bemerkt wird die manchmal sehr feste Konsistenz der Pilz-Cremes weicher.

ACHTUNG:

Pilzinfektionen im Säuglingsalter können auch ihre Ursache in einer Soor-Infektion haben. Schauen Sie in den Mund Ihres Kindes. Bei Veränderungen der Mundschleimhaut oder der Zunge kontaktieren Sie bitte Ihren Kinderarzt!

Strahlentherapie

In der Krebstherapie ist es oft üblich, nach der operativen Entfernung des Tumors eine Bestrahlung mit radioaktiver Strahlung vorzunehmen. Diese Bestrahlung hat den Sinn, lokal eine Verbrennung zu erzeugen, um eventuell nicht entferntes Krebs-Gewebe abzutöten. Sanddornöl kann hier im Heilungsprozeß unterstützend wirken. Sanddornöl hat gute Radikalfänger-Eigenschaften, das heißt, oxidativer Stress, wie er auch unter Bestrahlung jeder Art entsteht, kann durch die Gabe von Sanddornöl vorbeugend behandelt werden. Deshalb bekommen die russischen Kosmonauten auf ihren Raumflügen gegen die Folgen der kosmischen Strahlung zur Vorbeugung Sanddornöl. In der Zeit nach dem Reaktorunglück von Tschernobyl wurde Sanddornöl

Die Radikalfänger-Eigenschaften des Sanddornöles reduzieren Strahlenschäden.

an die Bevölkerung ausgegeben. In russischen Krankenhäusern ist die Gabe von Sanddornöl während der Krebsbehandlung absolut üblich.

Trockene Haut

s. Hautjucken, Neurodermitis.

Wunden und Verbrennungen

In den vergangenen Jahrzehnten wurde zur Wirksamkeit des Sanddornöls bei Wunden und Schleimhautdefekten mit interessanten Ergebnissen viel geforscht.

Mechanische Hautabschürfungen wurden bereits im Absatz Abschürfungen besprochen. Wunden sind tiefer ins Gewebe hineinragende Hautverletzungen und lassen sich gut mit Sanddornöl behandeln. Unter Anwendung von Sanddornöl bildet sich sehr viel schneller neues Bindegewebe und die Wundränder verwachsen in einem deutlich kürzeren Zeitraum.

Bei Verbrennungen zeigt sich grundsätzlich ein vergleichbares Bild. Sanddornöl ist sehr wirksam bei Verbrennungen 1. und 2. Grades und sorgt für ein narbenloses Abheilen der Wunden in wesentlich kürzerer Zeit.

Reinigen Sie die Abschürfung mit lauwarmen Wasser. Sollte eine Verschmutzung in die Wunde gelangt sein, empfiehlt sich eine örtliche Desinfektion mit einer Polyvidon-Jod-Salbe (Apotheke). Danach kann man mehrmals täglich 1-2 Tropfen Sanddornöl auf die Wunde tropfen und mit einem Papier-Taschentuch betupfen. Vorsicht: Sanddornöl färbt.

Die Erstversorgung einer Verbrennung sollte immer durch kühlen mit kaltem Wasser erfolgen. Die entstehende Hautläsion kann mit reinem Sanddornöl gut behandelt werden.

ACHTUNG:

Großflächige Verbrennungen und Wunden müssen ärztlich behandelt werden!

Wundliegen (Dekubitus)

Der Dekubitus ist eine gefürchtete Komplikation in der Alten- und Krankenpflege. Er entsteht durch eine Mangeldurchblutung an Körperteilen, die kontinuierlich Druck ausgesetzt sind, typischerweise am Rücken, an Fersen und im Lendenwirbel- und Beckenbereich. Er entsteht, wenn die betroffenen Personen nicht mehr im Stande sind, selbst einen Lagenwechsel vorzunehmen. Stadium 1 zeigt sich durch helle Flecke und Hautrötungen, Stadium 2 durch Epitheldefekte und Blasen, Stadium 3 durch absterbende Geweberegionen (Nekrosen) und Stadium 4 durch tiefreichende Geschwüre. Ein Dekubitus des Stadiums 1 und 2, mit Einschränkungen bei 3, lässt sich mit Sanddornöl gut behandeln. Man verwendet hier ausschließlich das Öl, wenige Tropfen auf die betroffene Stelle mehrmals täglich aufgebracht unterstützen den Körper bei der Regeneration der betroffenen Hautstelle. Für zusätzliche Druckentlastung ist zu sorgen. Die Ernährung sollte reichlich Vitamin C enthalten, die zusätzliche Gabe von täglich 1-2 Kaffeelöffeln Sanddornfruchtpulver ist vorteilhaft.

Der Dekubitus wird in 4 Stadien unterteilt, Stadium 1 und 2 sind mit Sanddornöl erfolgreich behandelbar.

Wunder Popo bei Kindern

Zur Behandlung siehe Säuglingspflege.

Zahnfleischentzündungen

Zur Behandlung siehe Aphten.

Natürlich gesund mit Sanddorn von Marlis Weber/ Bernd Küllenberg, Ludwig-Verlag München 1999,
- sehr gelungener, sachlicher Überblick über das Thema, wahrscheinlich in all seinen Facetten die beste Darstellung des Sanddorns vom Heilmittel bis zur Koch- und Backzutat.

Natürliche Hausapotheke Weißdorn, Sanddorn von Rita Pilaske, Fachverlag Fraund Mainz 2002,
- 30 Seiten zum Thema Sanddorn mit Anleitungen zur Herstellung von Sanddorn-Kosmetika, Likör, Tees, Salaten und Brotaufstrichen

Sanddorn-Fruchtfleischöl von Hans von Arnsberg, Oleum Heilsam-Verlag, Altomünster 2000,
- eine kurze Übersicht über die Wirkungen des Fruchtfleischöls mit Angaben über die Behandlungsmöglichkeiten. Dieses Büchlein hätte eine professionellere Aufmachung verdient.

Der Sanddorn von Willem Dams, Heinrich Buser, Wilhelm Pelikan, Weleda-Verlag, Arlesheim 1964,
- eine historische Publikation der Weleda in schöner Aufmachung. Viel über die Botanik des Sanddorns und der Sanddorninhaltsstoffe. Nicht mehr ganz aktuell, aber unbedingt lesenswert!

Der Sanddorn von Dr. G. Darmer, Hirzel-Verlag Leipzig 1952,
- das Buch beschäftigt sich überwiegend mit dem Anbau des Sanddorns unter agrarwissenschaftlichen Gesichtspunkten. Es ist ein Spiegel seiner Zeit, geprägt von Versorgungsengpässen und Mangelwirtschaft.

Sanddorn von Sylvia Luetjohann, Windpferd-Verlag, Aitrang 1999,
- gut recherchiertes Buch, behandelt das Thema mit dem Bezug zu Tibet, wo der Sanddorn seit alters her eine große Rolle in der Volksernährung und im Heilmittelschatz spielt.

Der Schwerpunkt liegt auf Sanddornöl und seinen Heilmöglichkeiten.

Isolierung, Strukturaufklärung und antioxidative Kapazität phenolischer Verbindungen aus Sanddorn und Quitte, Dissertation von Daniel Rösch, Logos-Verlag Berlin 2004, - für den wissenschaftlich orientierten Leser, der von der fachlichen Seite einen Einstieg in das Thema Sanddorn sucht. Sehr umfangreiches Literaturverzeichnis mit Fachpublikationen zum Thema.

Sanddorn von Claus Krämer, Heyne Verlag München 2001, - eine oberflächliche Auftragsarbeit und das am wenigsten lesenswerte Buch zum Thema.

Die Bücher sind über den Buchhandel zu beziehen oder antiquarisch über ZVAB.de.

Zum Vertiefen empfohlen: wissenschaftliche Fachpublikationen zu Sanddorn

Sanddorn von Th. Mörsel und V. Singh: BOD Verlag 2009

Mehr Beachtung verdient: Sanddornbeeren – Basis zur Herstellung vielseitiger Lebensmittel von K. Heilscher und S. Lorber, ZFL 50(1999) Nr 6 S.26-28

Sanddornöle – ein neues Lipid für die Kosmetik von S. Bat und U. Tannert, SÖFW-Journal 119(1993) Nr.1, S. 29-31

Asiatisches Sanddornöl-Oblepichanol von W. Schadenböck, SÖFW-Journal 119(1993) Nr.11, S. 635-638

Sanddornlipide – interessante Wirkstoffe für die Kosmetik von K.W. Quirin und D. Gerard, Parfümerie und Kosmetik 74(1993) Nr.10 S.618-625

Die Aufarbeitung und Charakterisierung von Sanddornölen von S. Bat und U. Tannert, SÖFW-Journal 124(1998) Nr.1, S. 19-20

Sanddorn in der russischen Medizin von Alfred Tode, DAZ (1991) Nr.3 S. 4

Sea buckthorn and sea buckthorn oils – recent developments in China and central Asia von K. Aitzetmuller und Y. Xin Nahrung (Germany), Aug 1999, 43(4) S. 228-32

Aspekte der praktisch rückstandsfreien Verarbeitung von Sanddornbeeren unter besonderer Berücksichtigung der Gewinnung und Verwertung von Ölen von S. Bat, Dissertation der Humboldt-Universität Berlin 1990

Isolierung, Strukturaufklärung und antioxidative Kapazität phenolischer Verbindungen aus Sanddorn und Quitte, Dissertation von Daniel Rösch, Logos- Verlag Berlin 2004

Influence of sea buckthorne oil production technology on its antioxidant activity von G. Kasparaviciene, V Briedis et. al., Medicina(Kaunas) 2004; 40(8)753-7 ISSN 1648-9144

Vitamine in der Prävention von Gaby Kressel, Alexander Ströhle et.al., DAZ(144) Nr. 49 (2004) S. 65-75

...ein ganz besonderer Saft Physiologische Wirksamkeit und Stabilität von Sanddorn-Fruchtfleischöl von K. Heilscher, J.-T. Mörsel, G Westphal, Parfümerie und Kosmetik(80) Nr. 9/1999 S. 10-12

Sea Buckthorne: Varieties and physicochemical characteristics of their oil von Foldesi Deszo et.al., Olaj, Szappan, Kozmet.(1997)46(5)190-194 (ungarisch)

Protective effects of sea buckthorne oil on experimental cold injury von Zhiong Song et.al., Hebei Yike Daxue Xuebao (1997)18(4) 206-208 (chinesisch)

Noch tiefer gehende Informationen recherchiere man im Internet bei www.pubmed.de über das Stichwort „sea buckthorne" in „alle Datenbanken". Zum Stichtag 12.7.18 waren dort 694 Publikationen verzeichnet, die unterschiedliche Bereiche berühren.

Sanddorn – Hippophae rhamnoides von Ursel Bühring, Naturheilpraxis 02-2004 S. 161-165

Altes und Neues vom Sanddorn von Prof. H. Dapper, Naturheilkunde online.de

Sanddorn von Bernadette Hauke, Naturheilkunde-Lexikon.de

Wirkungen des Lichtäthers in Natur und Mensch am Beispiel von Sanddorn und Neurodermitis von Lüder Jachens, Der Merkurstab(6) 54. Jahrgang 364-373

Sanddorn – Olive des Nordens, Beerenstark in EVE-Ernährung Vitalität erleben Nr. 1(2003) S. 7-9

Reportage: König Sanddorn von Michael Leutenberger, Weleda Nachrichten 227 S.4-7 (2002)

Im Internet gibt es zahlreiche Treffer zum Stichwort „Sanddorn". Empfehlenswert: Die Homepages der Sanddorn-Storchennest GmbH und Sanddorn Christine Berger.

Sanddorn e.V.

Der Sanddorn e. V. versteht sich als eine Interessengemeinschaft von und für Personen oder Unternehmen, die in der Forschung über und der Herstellung von Produkten aus Sanddorn sowie in Züchtung und Anbau dieses Rohstoffes tätig oder daran interessiert sind. Er unterstützt Forschung und Entwicklung, die sich mit Sanddorn befassen, fördert die Beziehung zwischen Wissenschaft und Praxis, popularisiert die umweltschützende Nutzung dieser Naturressource, betreibt eine Sammlung und Dokumentation und unterstützt die Veröffentlichung wissenschaftlicher Arbeiten zum Thema Sanddorn.

Der Sanddorn e.V. ist aktiv auf Messen, Kongressen und Fachverbandstagungen, vermittelt aber auch Wissen an

Interessierte. Er unterhält internationale Beziehungen zu wichtigen Kontaktgruppen in Asien und Europa.

Kontakt und weitere Informationen über:

Gesellschaft der Freunde und Förderer des Sanddorns

Sanddorn e.V.
Gesellschaft zur Förderung von Sanddorn und Wildobst-Sanddorn.eV.

An der Mühle 1

15345 Altlandsberg

Homepage: www.sanddorn.net

Bezugsquellen für Sanddornprodukte

Es gibt mittlerweile eine große Anzahl an Anbietern im Bereich „Sanddorn". Wer sich auf die Suche machen möchte, wird sehr fündig werden unter dem Stichwort „Sanddorn" bei Google und ähnlichen Suchmaschinen. Auch „wer liefert was?" (www.wlw.de) oder die Listings der Apothekensoftware liefern sehr gute Ergebnisse. Eine Liste ohne Anspruch auf Vollständigkeit findet sich auch auf der Homepage der Dr. Windmann Pharma GmbH unter dem Reiter „Informationen":
www.Windmann-Pharma.de/Informationen/Sanddorn

Sanddornprodukte sind erhältlich z.B. bei:

Dr.Windmann Pharma GmbH
www.windmann-pharma.de

Apeiron GmbH
www.Natur-Apeiron.de
https://natur-apeiron.de/de/nahrungsergaenzungsmittel/apeiron-natural-care/sanddorn-oel

Weinhandlung Wolff, Leer
https://www.wein-wolff.de/friesische-spezialitaten/spezialitaeten-aus-sanddorn.html

Heiko Blume, Friedeburg
https://www.blume-heiko.de

Sanddornprodukte Rolf, Aurich
https://www.uwe-rolf.de

Puntzelhof Allgäuer Delikatessen
www.Puntzelhof.de

Sandokan

www.Sanddorn-christine-Berger.de

Zwergenwiese

https://www.zwergenwiese.de

Naturprodukte MV

https://www.naturprodukte-mv.de/Sanddorn-Fruchtiges

Faller Konfitüren

https://shop.fallerkonfitueren.de/konfituere/77/sanddorn-
konfituere-extra-450g...-wie-hausgemacht

Bildernachweis:

89

Hinweis:

Das vorliegende Buch ist sorgfältig erarbeitet worden. Dennoch erfolgen alle Angaben ohne Gewähr. Weder Autoren noch Verlag können für eventuelle Nachteile oder Schäden, die aus dem im Buch gemachten praktischen Hinweise resultieren, eine Haftung übernehmen.

ISBN: 9783749422531

Danksagung

Mein Dank gebührt

- meiner Frau, die während der Arbeiten am Manuskript mein Verschwinden ausgehalten hat und danach auch noch den ganzen Text in mehrfacher Überarbeitung jeweils Korrektur gelesen hat. Die gute Lesbarkeit des Buches ist ihr Verdienst.

- Alexander Rack † und Thomas Hägele für die Unterstützung bei der raschen Umsetzung dieses Projektes.